栄養食事療法シリーズ ⑩

消化器・術前術後・呼吸器・内分泌疾患の栄養食事療法

口腔食道疾患，胃腸疾患

術前術後

呼吸器疾患

内分泌疾患

建帛社
KENPAKUSHA

編者

渡邉 早苗 (わたなべ さなえ)	女子栄養大学教授
寺本 房子 (てらもと ふさこ)	川崎医療福祉大学教授
田中 明 (たなか あきら)	女子栄養大学教授
工藤 秀機 (くどう ひでき)	文京学院大学教授
柳沢 幸江 (やなぎさわ ゆきえ)	和洋女子大学教授
松田 康子 (まつだ やすこ)	女子栄養大学准教授
高橋 啓子 (たかはし けいこ)	四国大学教授

刊行にあたって

　科学の進歩・発展がもたらす影響は，人々の生活をより便利に，より効率良い方向へと向かわせ，平均寿命は延び続けています。"健康で長生き"は誰しもの願いであり，生活と健康の質に多くの人たちが関心を持っています。

　現在，生活習慣病の予防が国民的課題となり，メタボリックシンドロームの予防を目的とした特定健康診査及び特定保健指導（平成20年4月）が始まりました。

　21世紀は高齢社会と少子化時代を迎えて，要介護高齢者や生活習慣病者の増加をはじめ，医療制度の改革や食環境の変化の中で，健康の維持・増進には一人ひとりが確かな知識とスキルを身に付けていなければなりません。食事に関するマネジメントやケアは高齢者や傷病者にとってはQOLの向上のための支援であり，そのためには健康と病気の関わり，食べ物や調理についての正しい認識を持ち，これらを食生活に展開する能力（実践力）が必要です。

　近年では，メディアを通じてさまざまな情報が流れ，例えば特定の食品やサプリメント，ダイエット法などの効果が誇大に取り上げられています。地球環境の温暖化の問題やスローライフなどの生活スタイルへの回帰を考えると，従来の食材料をバランスよく組み合わせ，さらにそれらを調理し，食事に整えるテクニックを誰もが持つことが望まれます。

　日本人の40歳〜50歳代の三大死因は悪性新生物（がん），心疾患，脳血管疾患です。中高年は肥満，糖尿病，脂質異常症，高尿酸血症など，何らかの疾病を抱えており，これらの疾病は食生活との関わりが大きいといえます。

　本シリーズは，身近な疾病とライフステージで見られる特徴的な疾病を取り上げ，その概要と栄養食事療法についての考え方，さらに個々人に適した食事計画が自分でできるようになるために必要な学習内容を盛り込み，加えて料理のバリエーションごとに，栄養量や調理法のポイントが学べるようになっています。家庭において利用できるばかりでなく，管理栄養士・栄養士養成施設に学ぶ学生の教科書，参考書としても大いに役立つものです。

　本シリーズは，建帛社創立50周年記念出版として企画されました。それにふさわしい充実した内容にまとめることができたと思っています。より多くの人々に使用されることを願いつつ，今後も諸氏のご批判を頂きながら，さらに使いやすい書にしたいと願っています。

平成21年1月

編者一同

「栄養食事療法シリーズ」の構成と特徴

　本シリーズは，栄養食事療法を実践する方々，栄養食事療法について学んでいる学生，現在臨床の場で実践中の管理栄養士・栄養士の方々に，さまざまな身体状況（病態）を考慮し，ライフスタイルや嗜好にあわせた治療食の食事計画ができるスキルが身に付くことを目的として編集しました。

本シリーズの構成

　栄養食事療法は1品，1食で成り立つものではなく，また，1日限り実践すればよいというものではありません。日々の積み重ねと長期に継続していくものです。そこで，本シリーズでは，栄養食事療法を継続するうえで必要となる病気の知識，栄養食事療法の知識および実践応用に必要なモデル献立の3つの章に分け，それぞれの疾患ごとにまとめてあります。

　病気の解説は医師によりわかりやすく書かれています。栄養食事療法の解説と食事計画：献立例は臨床に携わっている管理栄養士によってすぐに実践・応用できるよう記載されています。献立はすべてカラー写真で示し，料理名，材料と分量，作り方，栄養素量が示されています。さらに栄養食事療法や献立作成に役立つワンポイントメモを随所に掲載しました。

本シリーズ各疾患ごとの構成

病気の解説	疾患の概要，検査と診断，治療
栄養食事療法の解説	栄養食事療法の考え方，栄養基準，栄養食事療法の進め方，食事計画（献立）の立て方，栄養教育
食事計画：献立例	1日のモデル献立（1〜7日）
	組み合わせて使用する料理例（単品メニュー） 主食，汁，主菜（魚，肉，大豆，卵・乳類），副菜（緑黄色野菜，淡色野菜，海藻・きのこ，いも類），デザート・間食

モデル献立と単品メニューの活用

　本シリーズの最大の特徴は，1日のモデル献立の主菜や副菜がそのほかの料理と自由に交換ができるように考えて，主食，汁，主菜，副菜，デザート・間食に分けた単品メニューを掲載してあることです。1日のモデル献立写真の見開きページに，その献立のポイントとともに組合せ献立例を *variation* としてあげました。嗜好，家族構成(環境)，地域性などのライフスタイルに合わせて変更・調整してください。さらに，それら組合せ料理例のレシピと料理写真のページには，栄養食事療法実践に必要な調理のポイントやさまざまな食品の特徴などについてのワンポイントアドバイスを1品ずつに掲載しています。これらをヒントに，入れ替えや組み合わせによりメニューの幅がぐっと広がることを期待しています。　（*variation* については，本シリーズに掲載していない料理などもあります。）

　なお，索引ページに各巻のすべての献立名を掲載しました。献立名での検索に役立ててください。

栄養バランスの確認

　1日のモデル献立では，糖尿病，腎臓病については栄養食事療法で用いられている食品交換表での単位数を掲載しました。そのほかの疾患では，栄養バランスが一目でわかるように「食事バランスガイド」で用いられているコマを掲載して，1日分の献立の栄養バランスを示しました。たんぱく質や脂質の制限がある疾患では，コマバランスが悪い日もあると思いますが，逆に，これはその疾患の栄養食事療法のポイントと考えてください。

全巻セット付録：
栄養計算 CD-ROM

　献立の栄養量は，栄養計算ソフト「エクセル栄養君 ver4.5」（建帛社発行）を用いて計算し，10冊の全献立を1枚のCD-ROMに収め，全巻セットに組み入れました。「エクセル栄養君 ver4.5」を事前に準備すれば，セット付録のCD-ROMを「エクセル栄養君」にアドインして，栄養量の再調整が可能となります。このテクニックを利用して，管理栄養士・栄養士養成施設に学ぶ方々は，各疾患の栄養食事療法についての考え方と疾患の理解，食事計画のスキルアップをするための学習教材として活用してください。また，ご家庭においては，季節の食品やその日の食材に自由に置き換え，栄養量の確認ができます。献立のバリエーションを増やす一助としてください。（詳しい使い方は，CD-ROMに添付してある資料を参照してください。）
＊CD-ROMは，全巻セット販売にのみ付いています。CD-ROMのみの別売はございません。

献立・料理の栄養計算，PFC比，食事バランスガイドの算出方法について

1. 献立・料理の栄養計算は，五訂増補日本食品標準成分表（以下五訂増補食品成分表）に基づき，建帛社「エクセル栄養君 Ver4.5」で栄養計算をしている（小数点以下の四捨五入により「1日の栄養量」の合計値が朝・昼・夕・間食の合計値に一致しない場合がある）。この成分表に収載されていない食品は代替食品を使用するか，公表されている参考値をエクセル栄養君 Ver4.5にユーザー登録して栄養計算を行った（ユーザー登録をして栄養計算をしている食品は，10巻セット付録のCD-ROM内のユーザー食品登録ファイル参照）。これらの成分値は，五訂増補食品成分表に収載されている栄養素のすべてが収載されていないので，栄養計算時には登録されていない栄養素は「0」として計算されている。
2. 献立例のPFC比（エネルギー％）の計算は次の式によって計算している。
　　P比（エネルギー％）＝たんぱく質（g）×4（kcal）／総エネルギー（kcal）×100
　　F比（エネルギー％）＝脂質（g）×9（kcal）／総エネルギー（kcal）×100
　　C比（エネルギー％）＝100－（Pエネルギー％＋Fエネルギー％）
3. 食事バランスガイドの「つ（SV）」は次の値によって計算（少数第1位を四捨五入）している。
　　主食＝ごはん，パン，めん類等の炭水化物40 gを1つ（SV）　　**副菜**＝野菜，きのこ，いも，海藻，種実の合計重量70 gを1つ（SV），野菜ジュースは140 gを1つ（SV）　　**主菜**＝肉，魚，卵，大豆等のたんぱく質6 gを1つ（SV）　　**牛乳・乳製品**＝牛乳・乳製品のカルシウム100 mgを1つ（SV）　　**果物**＝果物の重量100 gを1つ（SV），果汁100％ジュースは200 gを1つ（SV）

目次

「栄養食事療法シリーズ」の構成と特徴 ……………………………………… 5

口腔食道疾患，胃腸疾患　11

口腔食道疾患，胃腸疾患の医学 …………………………………… 12

Ⅰ.口腔食道疾患，胃腸疾患の概要 ……………………………………… 12
　①口腔疾患 ……………………………………………………………… 12
　②食道疾患 ……………………………………………………………… 12
　③胃疾患 ………………………………………………………………… 12
　④腸疾患 ………………………………………………………………… 15

Ⅱ.口腔食道疾患，胃腸疾患の検査と診断 ……………………………… 16
　①Ｘ線検査，内視鏡検査 ……………………………………………… 16
　②ヘリコバクター・ピロリ菌感染検査 ……………………………… 16
　③血液検査 ……………………………………………………………… 16

Ⅲ.口腔食道疾患，胃腸疾患の治療 ……………………………………… 17
　①食道疾患，胃疾患 …………………………………………………… 17
　②腸疾患 ………………………………………………………………… 17

栄養食事療法 ……………………………………………………………… 18

Ⅰ.栄養食事療法の考え方 ………………………………………………… 18
　①栄養食事療法の目的と考え方 ……………………………………… 18
　②胃疾患の栄養食事療法 ……………………………………………… 19
　③腸疾患の栄養食事療法 ……………………………………………… 19

Ⅱ.栄養基準（栄養補給）…………………………………………………… 21
　①適正エネルギーと栄養バランスの考え方 ………………………… 21
　②炭水化物，たんぱく質，脂質 ……………………………………… 21
　③食物繊維 ……………………………………………………………… 21
　④ビタミン，ミネラル ………………………………………………… 21

Ⅲ.栄養食事療法の進め方 ………………………………………………… 21

Ⅳ.食事計画（献立）の立て方 …………………………………………… 22
　①献立の立て方 ………………………………………………………… 22
　②献立作成のポイント ………………………………………………… 22

Ⅴ.栄養教育 ………………………………………………………………… 23
　①指導のポイント ……………………………………………………… 23

食事計画　献立例：5日分 ……………………………………………… 24

献立例1（2,000 kcal）（慢性胃炎）……………………………………… 24

献立例2（1,800 kcal）（胃潰瘍） ……………………………………………… 28
献立例3（1,800 kcal）（潰瘍性大腸炎） ………………………………………… 32
献立例4（1,200 kcal）（下痢） …………………………………………………… 36
献立例5（1,800 kcal）（便秘） …………………………………………………… 40

組合せ料理例 …………………………………………………………………… 44

術前術後　61

術前術後の医学 …………………………………………………………………… 62

Ⅰ.術前術後の概要 ……………………………………………………………… 62
①消化管手術 ……………………………………………………………………… 62
②熱傷 ……………………………………………………………………………… 63

Ⅱ.術前術後の検査と診断 ……………………………………………………… 64
①術前管理 ………………………………………………………………………… 64
②術後管理 ………………………………………………………………………… 64

Ⅲ.術前術後の治療 ……………………………………………………………… 65
①消化管手術 ……………………………………………………………………… 65
②ダンピング症候群の治療 ……………………………………………………… 65
③熱傷の治療 ……………………………………………………………………… 65

栄養食事療法 ……………………………………………………………………… 66

Ⅰ.栄養食事療法の考え方 ……………………………………………………… 66
①栄養食事療法の目的と考え方 ………………………………………………… 66
②胃切除後の栄養食事療法 ……………………………………………………… 68

Ⅱ.栄養基準（栄養補給） ……………………………………………………… 69

Ⅲ.栄養食事療法の進め方 ……………………………………………………… 69

Ⅳ.食事計画（献立）の立て方 ………………………………………………… 70
①献立の立て方 …………………………………………………………………… 70
②献立作成のポイント …………………………………………………………… 70

Ⅴ.栄養教育 ……………………………………………………………………… 70

食事計画｜献立例：5日分 …………………………………………………… 72
献立例1（900 kcal） ……………………………………………………………… 72
献立例2（1,200 kcal） …………………………………………………………… 76
献立例3（1,400 kcal） …………………………………………………………… 80
献立例4（1,800 kcal） …………………………………………………………… 84
献立例5（1,900 kcal） …………………………………………………………… 88

| 組合せ料理例 | 93 |

呼吸器疾患　99

呼吸器疾患の医学　100

Ⅰ. 呼吸器疾患の概要　100
①かぜ症候群　100
②肺炎　100
③肺結核　100
④慢性閉塞性肺疾患（COPD）　100
⑤肺がん　101

Ⅱ. 呼吸器疾患の検査と診断　102

Ⅲ. 呼吸器疾患の治療　102

栄養食事療法　103

Ⅰ. 栄養食事療法の考え方　103
①慢性閉塞性肺疾患（COPD）　103
②肺結核　103

Ⅱ. 栄養基準（栄養補給）　103
①慢性閉塞性肺疾患（COPD）　103
②肺結核　104

Ⅲ. 栄養食事療法の進め方　104
①慢性閉塞性肺疾患（COPD）　104
②肺結核　104

Ⅳ. 食事計画（献立）の立て方　105
①慢性閉塞性肺疾患（COPD）　105
②肺結核　105

Ⅴ. 栄養教育　105
①慢性閉塞性肺疾患（COPD）　105
②肺結核　105

食事計画｜献立例：1日分　106

献立例1（1,600 kcal）　106

組合せ料理例　110

内分泌疾患　　115

内分泌疾患の医学　　116

Ⅰ．内分泌疾患の概要　　116
①脳下垂体疾患　　116
②甲状腺疾患　　117
③副甲状腺疾患　　118
④副腎皮質疾患　　118
⑤副腎髄質疾患（褐色細胞腫）　　119

Ⅱ．内分泌疾患の検査と診断　　119

Ⅲ．内分泌疾患の治療　　120

栄養食事療法　　121

Ⅰ．栄養食事療法の考え方　　121
①甲状腺機能亢進症　　121
②甲状腺機能低下症　　121

Ⅱ．栄養基準（栄養補給）　　122
①甲状腺機能亢進症　　122
②甲状腺機能低下症　　122

Ⅲ．栄養食事療法の進め方　　122
①甲状腺機能亢進症　　122
②甲状腺機能低下症　　122

Ⅳ．食事計画（献立）の立て方　　123
①甲状腺機能亢進症　　123
②甲状腺機能低下症　　123

Ⅴ．栄養教育　　123
①甲状腺機能亢進症　　123
②甲状腺機能低下症　　123

食事計画｜献立例：1日分　　124

献立例1（2,000 kcal）（甲状腺機能亢進症）　　124

組合せ料理例　　128

経腸栄養剤の成分値　　134
料理さくいん　　138

口腔食道疾患，胃腸疾患

口腔食道疾患，胃腸疾患の医学 12
医師：田中　明（女子栄養大学）

栄養食事療法 18
管理栄養士：川上祐子（中国学園大学）

食事計画│献立例 24
管理栄養士：川上祐子（中国学園大学）

組合せ料理例 44
管理栄養士：川上祐子（中国学園大学）

口腔食道疾患，胃腸疾患の医学

I．口腔食道疾患，胃腸疾患の概要

❶ 口腔疾患

1 口内炎

外傷や細菌・ウイルスなどの感染による口腔粘膜（口蓋，頬粘膜，歯肉，舌）の炎症で，紅暈を伴う有痛性の小円形粘膜潰瘍（アフタ）を認めます。全身性疾患に口内炎を伴う場合は，ベーチェット病*1や皮疹と粘膜面の網状白斑を認める扁平苔癬などがあります。

2 舌炎

いちご状舌炎は舌乳頭の充血と拡大を認め，猩紅熱，溶連菌感染で見られます。ハンター舌炎は舌乳頭の萎縮，鮮紅色の舌粘膜を認め，悪性貧血*2，ペラグラ*3などで見られます。

❷ 食道疾患

1 胃食道逆流症（逆流性食道炎）

下部食道括約筋の機能低下や食道ぜん動障害，食道裂孔ヘルニア*4などが原因で，胃酸が食道内に逆流して，食道粘膜の発赤やびらんを生じる疾患です。胸やけ，呑酸*5などの症状を認め，ヘリコバクター・ピロリ菌感染との関連が明らかにされています。

2 食道静脈瘤

門脈圧亢進のために食道静脈の血流量が増加して，静脈瘤を形成します。肝硬変などで見られ，破裂すると大出血を起こします。

3 食道がん

危険因子は喫煙，飲酒，熱い食物・漬物を摂取するなどの生活習慣や胃酸の逆流です。60代男性の発症が多く，食道の中部・下部に好発します。食道がんの90％以上は扁平上皮がんです。初期にはほとんど症状がなく，進行すると嚥下障害を起こします。

❸ 胃疾患

1 急性胃炎

胃粘膜の急性炎症で，突然，上腹部痛，悪心，嘔吐，消化管出血などの症状で発症します。アルコール，ストレス，薬剤，感染症などが原因で，胃粘膜の発赤，浮腫，出血を認めます。急性潰瘍を含めて急性胃粘膜病変（AGML）と呼ばれることもあります。

---

*1 再発性口腔内アフタ性潰瘍，皮膚症状，外陰部潰瘍，ぶどう膜炎を主症状とする原因不明の疾患。

*2 ビタミンB_{12}欠乏による貧血。大球性貧血，神経症状を認める。

*3 ニコチン酸（ナイアシン）の欠乏症。皮膚症状（発赤，水疱，色素沈着など）や神経症状（認知症，めまいなど）を認める。

*4 食道が通過するための横隔膜の欠損部に胃が侵入する状態。

*5 酸味のある胃酸が逆流して口中にこみ上げてくること。

2 慢性胃炎

進行性の胃腺・胃粘膜の萎縮とそれを補う腸上皮の増殖を認めます。胃粘膜の炎症・欠損・再生を繰り返す表層性胃炎，再生が欠損に追いつかない萎縮性胃炎，萎縮した胃粘膜の一部が盛り上がる肥厚性胃炎に分類されます。粘膜萎縮は加齢とともに進行しますが，ヘリコバクター・ピロリ菌感染が主原因と考えられます。上腹部痛，腹部膨満感・不快感などの症状を認めます。

3 胃・十二指腸潰瘍

潰瘍とは胃粘膜筋板を越えた粘膜欠損で，胃粘膜筋板を越えないものをびらんといいます（図1）。わが国では十二指腸潰瘍よりも胃潰瘍が多く，男性に多く見られます。年齢は，胃潰瘍は中高年，十二指腸潰瘍は若年者に多く見られます。

病因は粘膜を守る防御因子と粘膜を障害する攻撃因子のバランスが崩れるためと考えられています。防御因子は胃表面の粘液，粘膜の血流，重炭酸などのアルカリ性物質など，攻撃因子は胃酸，ペプシン[*6]，喫煙，アルコール，薬物，ストレス，ヘリコバクター・ピロリ菌感染などです。

上腹部痛は，胃潰瘍は食後に，十二指腸潰瘍は空腹時に多く起こります。幽門狭窄が起こると吐気，嘔吐が見られます。吐血は，少量ではコーヒー残渣様，大量では暗赤色になります。穿孔を起こし，腹膜炎を生じることがあります。

4 胃がん

近年減少傾向にありますが，消化器がんの70〜80％を占めるなど現在でも発生頻度の高いがんで，60代の男性に多く見られます。食塩，米飯，熱い食物の摂取，ヘリコバクター・ピロリ菌感染などが危険因子とされています。

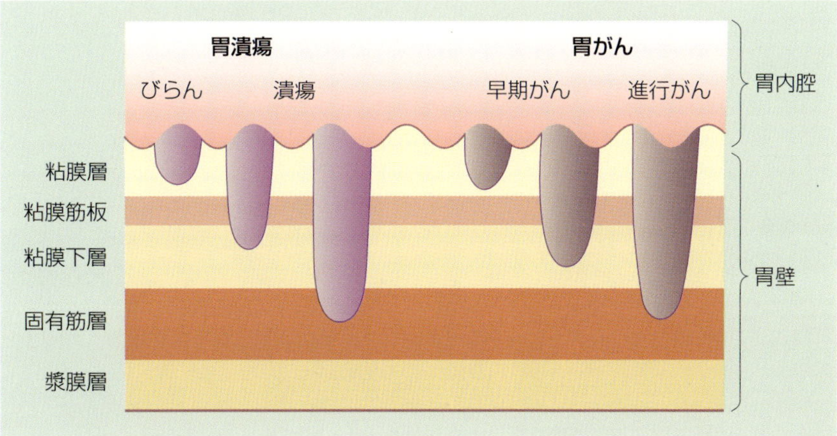

*6 胃の消化酵素。たんぱく質をペプトンに分解する。

図1　胃潰瘍と胃がん

胃がんは，早期がんと進行がんに分類されます。早期がんはがん浸潤が筋層に達しないもので（図1），表面的な広がりや転移の有無は問いません。内視鏡による早期胃がん分類（図2）が用いられています。進行がんはがん浸潤が筋層に達するもの（図1）で，ボルマン分類（図3）が用いられています。

初期には無症状が多く，進行すると腹痛，貧血，食欲不振，体重減少などを認めます。また，肝，腹膜，リンパ節（ウイルヒョウ転移[*7]など）に転移します。

*7 左鎖骨上窩の胃がんのリンパ節転移である。

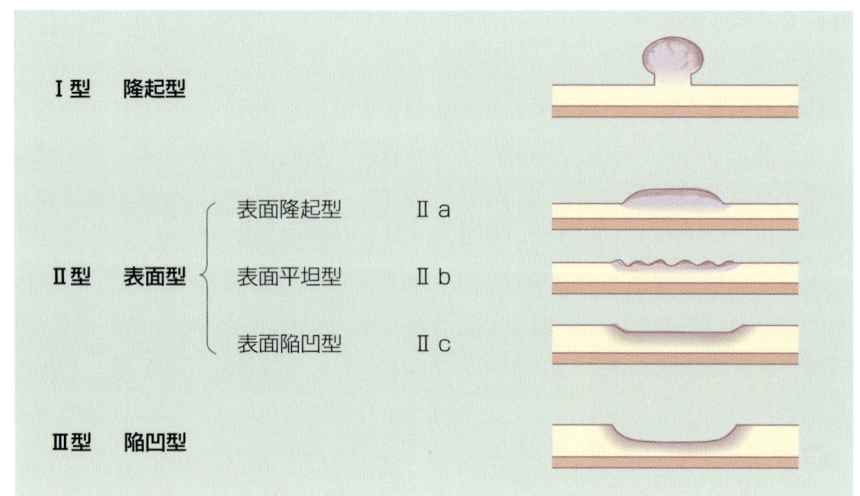

図2　早期胃がんの内視鏡による分類
柴田茂男ほか：Nブックス臨床栄養学（建帛社）p.188, 2002 より改変

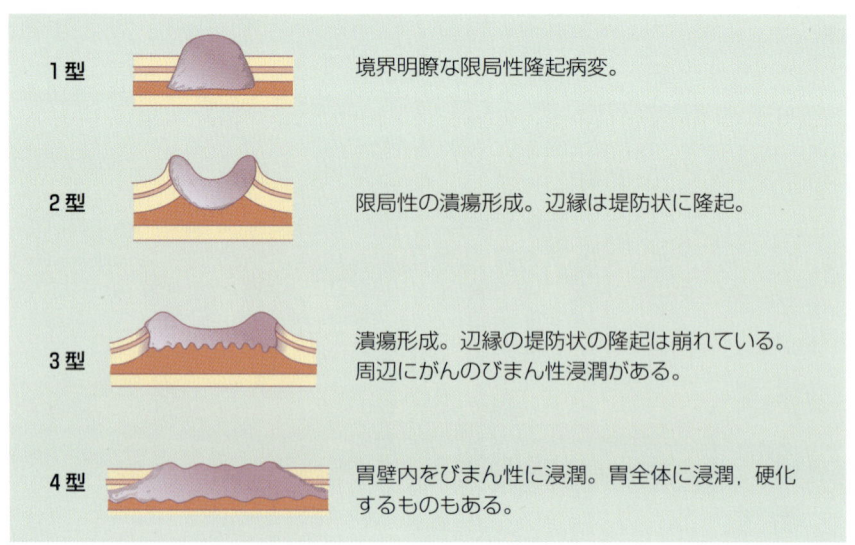

図3　進行がんのボルマン分類
柴田茂男ほか：Nブックス臨床栄養学（建帛社）p.188, 2002 より改変

❹ 腸疾患

1 腸炎

細菌，ウイルスなどによる感染性腸炎と食物アレルギー，薬剤，寒冷などによる非感染性腸炎があります。下痢，腹痛，発熱，血便，下痢による脱水症状などが見られます。

2 過敏性腸症候群

便秘，下痢，腹痛などの症状はあるが，器質的な異常を認めません。神経質な20～40代女性に多く，精神的ストレスや過剰な糖質・脂質・食物繊維の摂取により症状が増悪します。

3 潰瘍性大腸炎

大腸の炎症性疾患で，粘膜の潰瘍やびらんを生じます。食事の欧米化（肉，乳製品などの増加）に伴い増加しています。20～40代に多く発症し，長年にわたり再発と寛解を繰り返し，妊娠やストレスで増悪します。病変は直腸に始まり，連続的に全大腸に及びます。

下痢，血便，腹痛，食欲不振，発熱，体重減少などの症状と中毒性巨大結腸症，消化管大量出血，腸穿孔，膿瘍形成などの合併症が見られます。また，大腸がんの高い発生率を認めます。

4 クローン病

潰瘍を伴う炎症性疾患で，食事の欧米化（肉，乳製品などの増加）に伴い増加しています。10～20代に多く発症し，長年にわたり再発と寛解を繰り返します。病変は消化管全体に及び，非連続的です。

症状としては下痢，発熱，腹痛，貧血，体重減少，著しい栄養障害と痔・肛門周囲膿瘍などの肛門部病変，関節炎などを認めます。また，腸穿孔，腸閉塞，大出血，瘻孔などの合併症を認めます。

5 吸収不良症候群

小腸の消化・吸収機能の障害により低栄養状態を生じる疾患です。原因には，消化酵素欠損，腸管の炎症疾患（クローン病，腸炎など），消化管手術，膵・肝・胆道疾患（膵炎，膵がん，肝硬変，胆道閉塞など），脈管系疾患（腸間膜動脈血栓症など）などがあります。

6 腸閉塞（イレウス）

腸管内容の通過障害により腹部膨満，腹痛，悪心，嘔吐などの症状を認め，重症ではショック症状に陥ります。腸管運動まひなどによる機能的イレウスと機械的イレウスがあります。機械的イレウスは，先天性腸管閉塞症，腸管内の異物（回虫，胆石，硬便など），腸管壁の変化（腸管瘢痕，腫瘍，癒着）などの単純性イレウスと腸重積症[*8]，腸捻転症[*9]，ヘルニア嵌頓（かんとん）[*10]などの複雑（絞扼）（こうやく）性イレウスがあります。複雑性イレウスでは腸管の血流障害を

[*8] 腸管の一部が隣接する腸管に潜り込んだ状態。1歳位の乳児に多く見られる。

[*9] 腸の一部分がループ状になり，基部が回転して捻れを起こした状態。

[*10] 腹膜の欠損部に腸が嵌まり込んだ状態。

生じ，緊急手術を必要とします。機械的イレウスでは腹部の鼓腸*11，金属音聴取*12，機能的イレウスでは超雑音の減弱を認めます。

7 大腸がん

食事の欧米化（高脂肪，低繊維食）により増加しています。男性にやや多く，60代に多く認めます。直腸が最も多く，次いでS状結腸で，両者で全体の約80％を占めます。遺伝性に発症する家族性大腸ポリポーシスは大腸がんの発症を高頻度に認めます。病理組織では高分化型腺がんが70〜90％と圧倒的に多く認めます。

症状は，下痢，便秘，血便，腹痛，体重減少などを認めます。

> *11 腸内にガスが充満した状態で，腹部を打診すると鼓をたたいたような音がする。
>
> *12 腸の運動が亢進した状態で，腹部を聴診すると金属をたたいたようなキンキン，コンコンという音が聞こえる。

Ⅱ. 口腔食道疾患，胃腸疾患の検査と診断

❶ X線検査，内視鏡検査

1 食道

胃食道逆流症は，裂孔ヘルニアの有無，胃内容物の逆流の有無，食道粘膜の発赤やびらんを確認します。食道がんは病変の部位，広がりを診断，生検にて組織診断をします。

2 胃・十二指腸

胃炎は粘膜の発赤，びらんを確認します。胃潰瘍は胃角部付近，十二指腸潰瘍は球部に多く認めます。胃がんは生検により組織診断をします。

3 大腸

潰瘍性大腸炎は，X線造影検査で辺縁の鋸歯状化*13，鉛管像*14など，内視鏡検査でびらん，潰瘍，陰窩膿瘍，偽ポリポーシス*15などを認めます。クローン病は，縦走潰瘍*16，敷石像*17，腸管狭窄，瘻孔などを認めます。機械的イレウスは，立位腹部単純X線で多量の小腸ガス像，鏡面像*18を認めます。大腸がんは，生検により組織診断をします。

❷ ヘリコバクター・ピロリ菌感染検査

胃食道逆流症，慢性胃炎，胃・十二指腸潰瘍，胃がんなどの発症との関連が指摘されています。

❸ 血液検査

潰瘍性大腸炎，クローン病では，炎症所見（血沈亢進，白血球増加，CRP陽性），低たんぱく血症，高グロブリン血症などを認めます。消化器がんの腫瘍マーカーとしてはCEA，CA19-9が測定されます。

> *13 多発し，連続して並ぶ潰瘍部にバリウムが溜まった状態が鋸の歯のように見える。
>
> *14 大腸壁は通常，ハウストラと呼ばれる分節的な膨隆部の繰り返しを認める。大腸壁の異常でハウストラが消失して，鉛管状になった状態。
>
> *15 潰瘍の多発により間の健常部がポリープのように見える状態。
>
> *16 腸の長軸と平行に長細い潰瘍である。
>
> *17 潰瘍の多発により敷石を敷き詰めたように見える状態。
>
> *18 立位腹部X線撮影で，腸管の断面像で水平面が見える状態。

Ⅲ. 口腔食道疾患，胃腸疾患の治療

❶ 食道疾患，胃疾患

① 胃食道逆流症（逆流性食道炎）

腹部の圧迫，肥満，便秘，食後の臥位を避け，腹圧上昇を抑制します。食事は1回量を少なく，1日5～6回に分けて摂取します。高脂質，高繊維食を避け，胃酸を抑える乳製品を摂取します。薬物では酸分泌抑制薬であるヒスタミン H_2 受容体拮抗薬やプロトンポンプ阻害薬を使用します。

② 胃・十二指腸潰瘍

ストレス，喫煙，アルコールなどの攻撃因子を除きます。ヘリコバクター・ピロリ菌を抗生剤で除菌します。食事は胃内停滞時間の短い消化のよいものを摂取し，出血時は絶食にします。薬物では，ヒスタミン H_2 受容体拮抗薬やプロトンポンプ阻害薬が有効です。

❷ 腸疾患

① 急性腸炎

下痢が激しい時は絶食として，輸液を行います。細菌性腸炎では抗生剤を使用します。

② 過敏性腸症候群

アルコール，炭酸飲料，喫煙を制限し，規則正しい食事をします。

③ 潰瘍性大腸炎

高たんぱく質，高炭水化物，低残渣食とします。薬物では，サラゾピリン，抗生剤，ステロイド薬，免疫抑制薬などを使用します。重症例では中心静脈栄養を使用します。

④ クローン病

低脂肪，低残渣食として，活動期には成分栄養剤を使用します。n-6系多価不飽和脂肪酸摂取は病態を悪化，n-3系多価不飽和脂肪酸摂取は改善するといわれています。

⑤ 腸閉塞（イレウス）

機能的イレウス，単純性イレウスでは絶飲食として，消化管チューブによる腸管の減圧を図り，輸液により脱水，電解質異常を治療します。
複雑性イレウスは診断されしだい緊急手術が必要です。

⑥ 消化器がん

外科的切除が原則です。早期がんでは内視鏡的粘膜切除術が行われます。手術不能例では，放射線療法，抗がん剤が使用されます。

栄養食事療法

Ⅰ．栄養食事療法の考え方

❶ 栄養食事療法の目的と考え方

　消化管を庇護することを目的とし，刺激物を避け，消化の良い食品，調理法を用いることが大切です。

　口腔食道疾患では軟らかく嚥下しやすいことが優先され，酸味，香辛料，塩味など，必要に応じて控えます。肉類やフライなど硬いものやもちのように嚥下しにくい食品も症状に応じて控えます。

　胃疾患では食物と胃液分泌との関係を症状に応じて使い分けます。食物をとることによりその刺激で胃液が分泌されますが，炭水化物は分泌に対する影響が少なく，脂質は分泌を抑えます。たんぱく質は分泌を促進させ，さらに胃酸を中和させるような緩衝作用を持っています。

　腸疾患では下痢，便秘に影響する食品を把握しておくことが大切です。腸内細菌叢が疾患や免疫力に影響することから，プロバイオティクス*1，プレバイオティクス*2の視点に着目した食品の作用を取り入れることが重要です。

1．適正なエネルギー量

　消化器疾患では食欲不振や消化能力の低下から，体重減少や体力低下がしばしば見られます。摂取エネルギー量は可能であれば十分摂取できることが望ましいのですが，体重を維持していく必要量が摂取できない場合がしばしば見られます。疾病の状況に応じて，消化管の安静・治癒が優先されます。対象者の栄養状態を把握し，必要に応じて静脈栄養・経腸栄養で不足分を補充するように栄養管理計画を作成します。

2．栄養素のバランスを考える

　消化の良い食品を中心に考えると炭水化物の割合が多くなりがちですが，脂肪は少量でエネルギーを供給できますので，バター，マヨネーズなど乳化されたものを適宜用います。たんぱく質性食品も n-3 系多価不飽和脂肪酸を含む魚介類を利用すると効率よくエネルギーが摂取でき，免疫力を高めることができます。

3．規則正しい食事

　消化液の分泌や消化管の安静を考慮すると，規則正しい食事時間や食事量を守ることが大切です。過食は消化液の分泌亢進につながり，長時間の空腹は消化管の粘膜が酸性の消化液による自己消化につながることがあります。また，胃疾患においては胃酸の中和目的から頻回食が重要になる場合があります。

*1 消化管内の細菌叢を改善し，有用に働く微生物のこと。ビフィズス菌，乳酸菌など。

*2 プロバイオティクスを増殖させる働きのある食品成分。オリゴ糖や一部の食物繊維（イヌリン，ポリデキストロースなど）が代表的。

❷ 胃疾患の栄養食事療法

1 急性胃炎は，不規則な食生活，暴飲暴食，アルコール類やストレスなどが原因と考えられています。発病後は絶食として胃粘膜の炎症を取り去りますが，急性期の症状が軽快したら，湯ざましや番茶をすすめます。おもゆ，くず湯，野菜スープなど刺激の少ない流動食から始めて，様子を見ながら豆腐，白身魚，牛乳などを追加し，主食も分がゆ，全がゆへと進めていきます。

2 慢性胃炎はヘリコバクター・ピロリ菌感染が主原因と考えられています。特別な症状がない場合は，特に食事の制限の必要はありません。栄養バランスの取れた食事で長期間続けられる食事計画が必要です。

3 消化性潰瘍では胃酸の中和，胃液分泌の抑制，過度の胃ぜん動運動を抑え，潰瘍部を保護することです。出血時には急性胃炎同様絶食として止血を確認の後，流動食から，三分がゆ食，五分がゆ食，七分がゆ食，全がゆ食，普通食へと進め，安定期に入れば慢性胃炎の食事に準じます。

❸ 腸疾患の栄養食事療法

1 下痢が見られる場合には，腸の粘膜を刺激する食品を控え，下痢により失われた水分を状況に応じて補います。経口で補うと下痢が激しくなるようであれば点滴での補充や，経口補水液を用います。食事では脂肪の多い食品を控え残渣の少ない食品を与えます。1回の食事量は控え頻回食とします。

2 便秘には弛緩性便秘とけいれん性便秘とがあります。弛緩性便秘の場合では，腸を刺激し，十分な食物繊維や水分を補うことが基本です。けいれん性便秘は，腸を刺激する食物は控え，香辛料を控えた軟菜食とします。食物繊維，水分は適宜加えます。

3 潰瘍性大腸炎では，食物繊維の摂取に関して消極的でしたが，GBF[*3]の投与効果が報告されて以来，腸内環境の改善，酪酸など短鎖脂肪酸の粘膜修復効果の観点から摂取すべき食品成分として見直されています。脂肪に関してはアラキドン酸カスケードによる炎症惹起性サイトカインを抑える目的からn-6系多価不飽和脂肪酸を制限し，n-3系多価不飽和脂肪酸を摂取することが必要です。下痢を誘発しやすい脂肪の摂取は控えます。

4 クローン病は，栄養食事療法が治療の第1選択とされ。成分栄養剤を中心とした栄養食事療法が重要です。図4に示すように成分栄養剤の量を病気の状態に応じて，設定し，残りの部分を食事から摂取します。食事の総脂肪量は制限し，炎症抑制作用が期待されるn-3系多価不飽和脂肪酸の摂取をすすめます。狭窄が認められる場合には，腸閉塞の原因となる食物繊維の摂取に注意が必要です。狭窄を認めない場合は，腸内環境の改善効果を目的に適宜，食物繊維，ビフィズス菌などをすすめます。

[*3] GBF（germinated barley foodstaff）：発芽した大麦の胚芽とアイロン層よりなり，食物繊維とグルタミンを多量に含む食品素材。

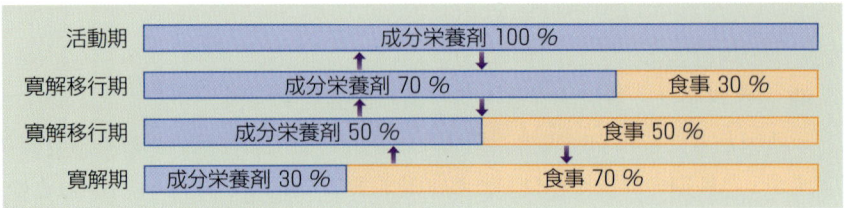

図4 クローン病の栄養食事療法

表1 食事摂取基準例

区分	エネルギー (kcal)	たんぱく質 (g)	脂質 (g)	炭水化物（糖質）(g)	水分 (g)
流動食	400	15	10	60	700
三分がゆ食	800	40	25	100	1,000
五分がゆ食	1,000	45	30	120	1,300
七分がゆ食	1,300	60	40	160	1,400
全がゆ食	1,600	70	45	220	1,600
軟菜食	1,800	75	50	250	1,600

表2 急性胃炎の食事の進め方例

	食事内容	備考
1日目	絶食	・食事は1週間程度かけて，しだいに普通食に近づける。
2日目	流動食	・胃液分泌の亢進が見られるようであれば3回食を5回食とする。
3日目	三分がゆ	
4日目	五分がゆ	・吐血・下血など重症例の場合は胃・十二指腸潰瘍に準じる。
5日目	七分がゆ	
6日目	全がゆ	
7日目	米飯	

表3 胃・十二指腸潰瘍の食事の進め方例

	食事内容	備考
絶食期間	絶食	・出血の状況に伴い絶食期間を設定する。
1日目	流動食	・止血後，流動食からはじめる。食事形態の進め方は一律ではなく個人の病状により日数に差が生じる。左は順調な回復をみた場合を示してある。
2日目	三分がゆ	
3日目	五分がゆ	
4日目	七分がゆ	
5日目	全がゆ	
6日目	米飯	

Ⅱ. 栄養基準（栄養補給）

❶ 適正エネルギーと栄養バランスの考え方

　エネルギー量は基礎エネルギー代謝量に活動係数・ストレス係数を考慮した必要量が基本になりますが，流動食，分がゆ食では水分の割合が多くなり，必要エネルギー量を十分満たすことはできません。短期間であれば問題がない場合もありますが，栄養状態や疾病の状態に応じて必要エネルギーを確保する必要性が生じた場合は静脈栄養法，経腸栄養法と組合せて栄養管理計画を考案します。

❷ 炭水化物，たんぱく質，脂質

　炭水化物は胃液などの過度の分泌に影響が少ないためエネルギー源として十分量を与えます。たんぱく質は胃液の分泌を促進しますが，一方で食事中のたんぱく質不足は胃液の酸度を上昇させるため必要量を把握し適宜調整します。脂質は胃内停滞時間を長くし，胃への負担が多くなりますが，少量で高エネルギーが得られるため，負担を考慮しながら適宜加えます。下痢及び炎症性腸疾患では，下痢の助長や炎症を引き起こすサイトカインを誘発するため制限します。

❸ 食物繊維

　従来から消化管へのブラッシング作用から控えるようにいわれていますが，最近では腸内細菌叢改善や免疫力を上げる効果が認められ，病態を把握した上で適宜投与すべき栄養素です。消化管への負担軽減を考慮する場合は水溶性食物繊維を用います。便秘の改善には有効で積極的に活用します。

❹ ビタミン，ミネラル

　消耗性疾患では免疫力の低下や，炎症部位への活性酸素による攻撃を抑制するため十分量を補います。亜鉛など組織修復に必要であり，必要量よりも多く摂取できるように計画します。

Ⅲ. 栄養食事療法の進め方

　消化の良い食品を用い，軟らかく調理することが基本になります。脂質や香辛料の使用が制限され，消化管の負担を軽くすることが優先されるため，

刺激の少ない献立が続き食欲不振が助長されやすくなります。そのため対象者自身の嗜好を考慮し，目先を変える食事の工夫が必要になってきます。

Ⅳ. 食事計画（献立）の立て方

❶ 献立の立て方

　① たんぱく質食品は消化の良いものを加熱調理して，適正量を用います。主菜になるので，献立，調理法が重ならないよう計画します。
　② 脂質は胃内停滞時間や下痢の誘引になるため，良質の乳化脂肪または魚介類に含まれる n-3 系多価不飽和脂肪酸などを少量用います。揚げ物調理などは控えます。
　③ 炭水化物は消化は良いですが，甘味の強い菓子類は控えます。
　④ 野菜，果物は新鮮な軟らかいものを活用し，ビタミン，ミネラルが不足しないようにします。
　⑤ 豆類は豆腐，納豆などの大豆加工食品が消化吸収率も高いので活用します。煮豆は症状に応じて，柔らかく加熱調理して用います。
　⑥ 香辛料，こい味付け，酸味の強いもの，冷たいもの，熱過ぎるものは食欲増進程度とし，多くならないようにします。
　⑦ 1回の食事量が腹八分目になるように量を調節します。
　⑧ 長期の継続に飽きないように献立に変化を持たせます。

❷ 献立作成のポイント

　① 和風の煮物が中心になりやすいですが，ケチャップなどを活用した洋風メニューやあらかじめいったパン粉をつけてオーブンなどで焼いてフライのようにするなど調理の工夫を取り入れ，満足感が得られるようにします。
　② 季節感のある食材を活用して楽しめる食事作りを考え，食欲低下を防ぎます。
　③ 家族と同じメニューを基本とします。ボリュームを変えるなど工夫して調理者の負担を軽くし，対象者の疎外感を少なくするように家族の協力が必要です。
　④ 使用する食器なども季節，献立に応じて変化を持たせるとよく似た料理も新鮮なイメージを抱かせることができます。
　⑤ 加工食品は脂質の量や原材料をよく把握して適宜用いることにより調理者の負担を軽減できます。

Ⅴ. 栄養教育

　食習慣や生活スタイルなどをよく聞き，問題点を把握し目標を示します。目標に対してどのように食習慣や生活スタイルなどを変えられるか，相談して決めます。

❶ 指導のポイント

1 消化管保護のための食事であることをよく説明し，理解を促します。
2 咀嚼の必要性を説明し，消化管の働きを助ける作用があることの認識を促します。
3 刺激物は控えます。
4 脂質の適正量や n-3 系多価不飽和脂肪酸の炎症抑制効果を把握させます。
5 食物繊維のとり方は疾患により変わってきますが，その働きを十分説明します。
6 食事が単調になりやすいため，調理上の工夫について説明し，楽しく食事ができるように努めます。
7 栄養食事療法の効果を知らせる
　症状（痛み，腹満感，便回数，便の性状・色など）の変化及び炎症の指標（CRP・血沈などの検査値），貧血の状態，栄養状態の変化などを伝え栄養食事療法の効果を確認させます。
8 嗜好品
　脂質の多いケーキ類，アイスクリーム，クッキー，チョコレートや甘味の強い菓子類などは控える必要がありますが，カステラ，ホットケーキ，わらびもち，プリンなどは，疾患によっては間食として有効に利用します。炭酸飲料，酸味の強いジュース類は控えます。若い人たちには，脂質を減らした手作りケーキなどを紹介するとよいでしょう。
9 アルコール類
　アルコールは消化液の分泌及びぜん動運動に影響を与えることを説明した上で適正量について提案し，対象者自身に守れる量を決めてもらいます。一方的かつ強制的な指示は，ストレスの原因になりますのでよく話し合って制限することが肝要です。
10 外食の上手な選び方
　和定食の店，うどん屋，一品料理店などで選ぶと適した料理を選択できます。しかし，ついつい過食になりやすいため注意が必要です。

食事計画｜献立例 1　　2,000 kcal（慢性胃炎）

お昼はおにぎり弁当で

朝

献立	1人分材料・分量（目安量）	作り方
ごはん（主食）	ごはん 200 g	
豆腐とたまねぎのみそ汁（汁）	木綿豆腐 50 g しめじ 10 g たまねぎ 20 g 長ねぎ 3 g みそ 12 g だし汁 150 g	① しめじは小房に分け，たまねぎは 5 mm幅の短冊に切る。豆腐は 1 cm角に，ねぎは小口切りにする。 ② だし汁でたまねぎをやわらかく煮，しめじ，豆腐を入れ火が通ったら，みそを溶かしねぎを入れる。
とろろ納豆（主菜）	納豆 30 g ながいも 40 g しょうゆ 5 g	① ながいもは皮をむき，すりおろす。 ② 納豆をよく混ぜてねばりを出し，しょうゆで味つけし，すりおろしたながいもをかける。
ほうれんそうのお浸し（副菜）	ほうれんそう 60 g しょうゆ 3 g いりごま 2 g	① ほうれんそうは，たっぷりの湯でゆで，さっと水洗いする。 ② ゆでたほうれんそうを 3 cm幅に切り，器に盛りしょうゆをかけ，ごまを振る。
あんずヨーグルト（デザート）	プレーンヨーグルト 100 g あんずジャム 10 g	① ヨーグルトを器に盛り，あんずジャムをかける。

昼

献立	1人分材料・分量（目安量）	作り方
おかかおにぎり（主食）	ごはん 200 g 塩 0.5 g かつお節 3 g しょうゆ 5 g 焼きのり 3 g	① かつお節としょうゆを混ぜ合わせる。 ② ①を入れておにぎりを作り，塩をまわりにまぶし焼きのりで巻く。
だし巻きたまご（主菜）	卵 50 g 砂糖 2 g 塩 0.4 g だし汁 10 g 油 3 g	① 卵を割りほぐし，だし汁と調味料を加え，さらに混ぜる。 ② たまご焼き器（またはフライパン）を熱し，油を引き，①を流し入れ，形よく焼く。
いり鶏（副菜）	鶏肉（もも 皮つき）30 g さといも 40 g にんじん 15 g たまねぎ 20 g さやえんどう 10 g 油 2 g だし汁 50 g 砂糖 3 g しょうゆ 7 g	① 鶏肉は小さめの一口大に切る。さといもは食べやすい大きさに切る。 ② にんじんは乱切り，たまねぎは 2 cm角に切る。 ③ さやえんどうは筋を取り，半分の斜め切りにしてゆでる。 ④ 鍋に油を引き，鶏肉，にんじん，たまねぎ，さといもの順に炒め，だし汁と砂糖，しょうゆを加え，やわらかくなるまで煮る。
みかん（デザート）	みかん 100 g	

口腔食道疾患，胃腸疾患

献立	1人分材料・分量（目安量）	作り方
夕 ごはん（主食）	ごはん 200 g	
吉野汁（汁）	鶏肉（ささ身）20 g かたくり粉 3 g 糸みつば 5 g だし汁 150 g 塩 1 g うすくちしょうゆ 2 g	①ささ身は筋を取り，一口大のそぎ切りにし，かたくり粉をまぶしておく。 ②だし汁を煮立たせ調味する。 ③①のささ身を加え，火が通るまで煮て，みつばを散らす。
さけのバター焼き・ブロッコリー・グラッセ添え（主菜）	べにざけ 60 g 塩 0.6 g こしょう（少々） バター 3 g ブロッコリー 30 g 塩 0.3 g にんじん 15 g バター 1 g 砂糖 1 g 塩 0.1 g レモン 10 g	①さけに塩，こしょうをする。 ②ブロッコリーは塩少々でゆでて小房に分け，にんじんはシャトーに切り，さっとゆでておく。レモンは輪切りにする。 ③にんじんはバター，砂糖，塩で煮て，グラッセを作る。 ④フライパンにバターを入れ，溶けたら①のさけを入れ，中火で両面をこんがりと焼き，さらに弱火で中まで十分に加熱する。 ⑤皿にブロッコリー，グラッセ，さけを盛り，さけの上にレモンを添える。
ポテトサラダ（副菜）	じゃがいも 50 g きゅうり 20 g たまねぎ 10 g にんじん 15 g ボンレスハム 10 g マヨネーズ 15 g 塩 0.5 g こしょう（少々）	①じゃがいもは皮をむき，いちょう切りにして，ゆでてつぶしておく。 ②きゅうりは小口切りにし，塩をしておき，しんなりしたら水洗いする。 ③たまねぎはスライスし，にんじんは2 mm位のいちょう切りにし，それぞれゆでておく。 ④ボンレスハムは1.5 cm角に切る。 ⑤材料をすべてボウルに入れ，マヨネーズ，塩，こしょうで味つけする。

1日の栄養量

	E(kcal)	P(g)	F(g)	食塩(g)
朝	610	22.2	11.1	2.9
昼	647	22.5	15.4	3.0
夕	675	28.3	18.7	3.7
計	1,933	73.0	45.2	9.6

P：F：C　P 15.1　F 21.0　C 63.9　%

食事バランスガイド

主食 1 2 3 4 5 6 7
副菜 1 2 3 4 5 6
主菜 1 2 3 4 5
牛乳・乳製品 2　1　2 果物

「つ」(SV)とはサービング（食事の提供量の単位）の略

食事計画献立例1

食事計画 | 献立例 1 2,000 kcal（慢性胃炎）

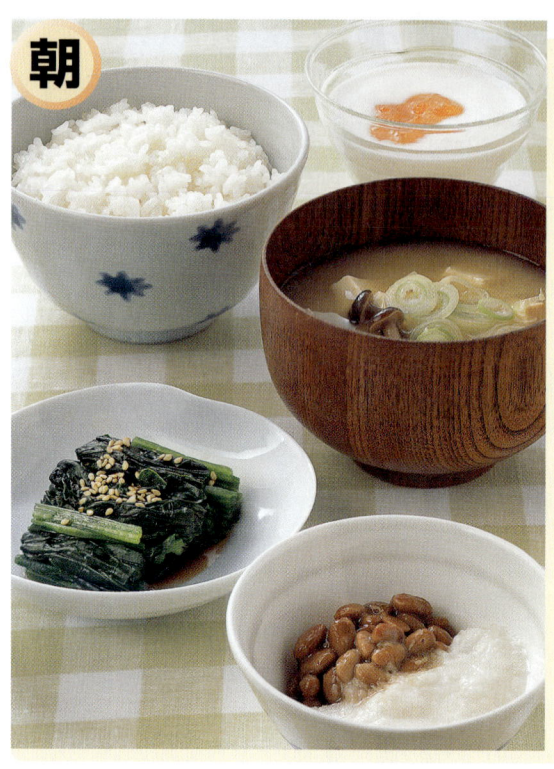

朝

● 過剰な胃酸分泌を抑える大豆製品を利用します

主食	ごはん
汁	豆腐とたまねぎのみそ汁 *variation* 油揚げとかぶのみそ汁
主菜	とろろ納豆 *variation* 煮奴豆腐
副菜	ほうれんそうのお浸し *variation* こまつなの煮浸し
デザート	あんずヨーグルト *variation* ヨーグルトゼリー *p.60*

	E(kcal)	P(g)	F(g)	食塩(g)
ごはん	336	5.0	0.6	0.0
豆腐とたまねぎのみそ汁	70	5.4	3.0	1.6
とろろ納豆	90	6.2	3.1	0.7
ほうれんそうのお浸し	26	2.0	1.3	0.4
あんずヨーグルト	88	3.6	3.0	0.1

昼

● おにぎりで食欲増進を

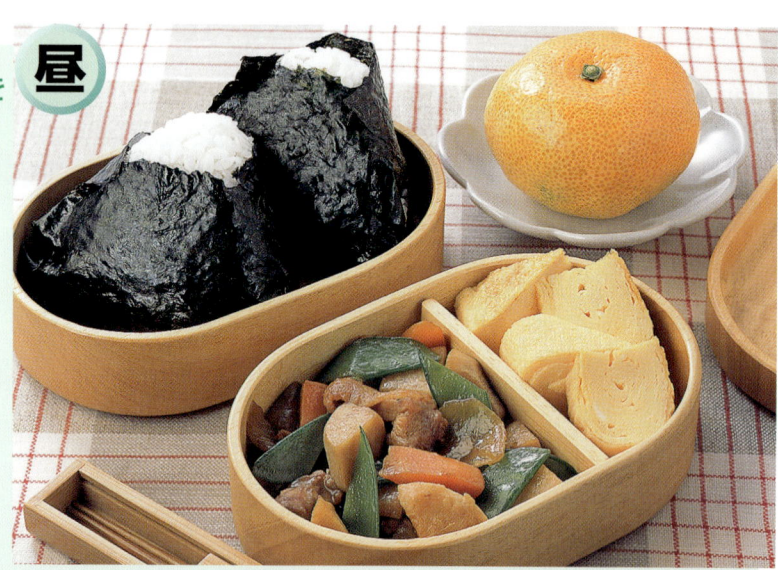

主食	おかかおにぎり
主菜	だし巻きたまご *variation* ささ身のチーズフライ風 *p.53*
副菜	いり鶏 *variation* そぼろ煮 *p.55*
デザート	みかん

	E(kcal)	P(g)	F(g)	食塩(g)
おかかおにぎり	356	8.9	0.8	1.3
だし巻きたまご	111	6.2	8.2	0.6
いり鶏	136	6.7	6.3	1.1
みかん	45	0.7	0.1	0.0

口腔食道疾患，胃腸疾患

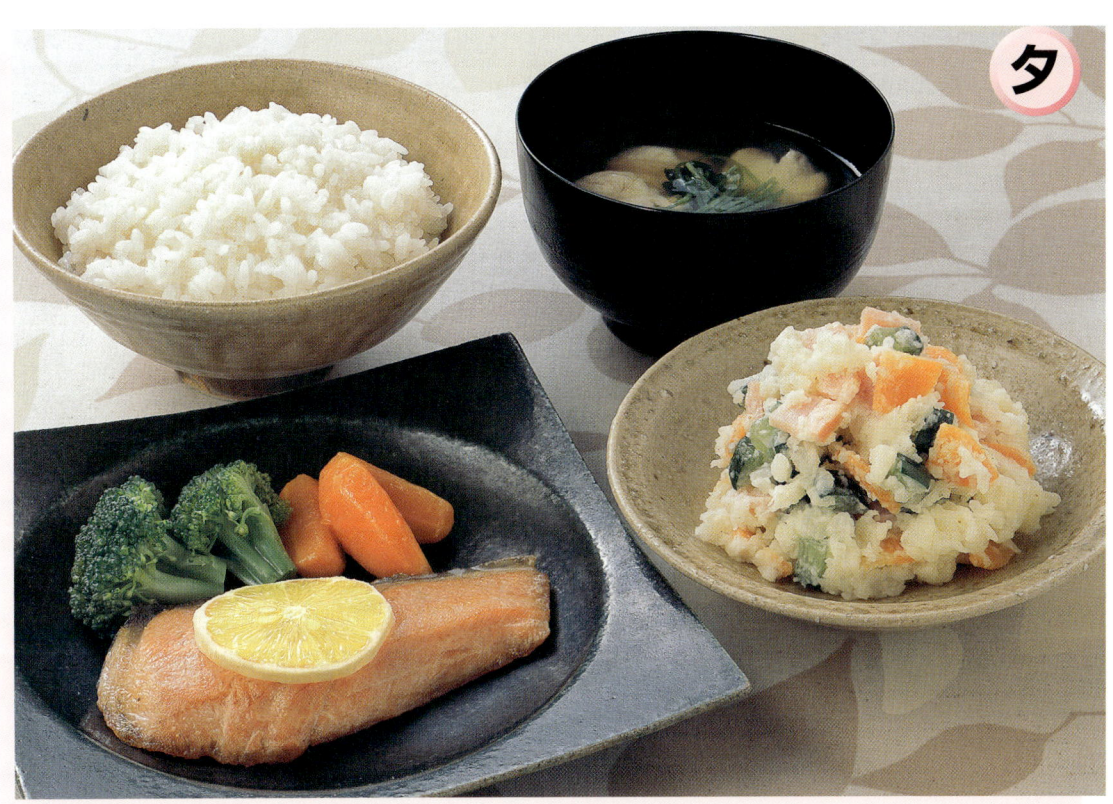

● 油を使うときはバターを利用して

	E(kcal)	P(g)	F(g)	食塩(g)
ごはん	336	5.0	0.6	0.0
吉野汁	36	5.2	0.2	1.5
さけのバター焼き・ブロッコリー・グラッセ添え	136	14.8	6.2	1.1
ポテトサラダ	168	3.3	11.8	1.1

主食　ごはん

汁　吉野汁
variation　しめたまごの清し汁　p.49

主菜　さけのバター焼き・ブロッコリー・グラッセ添え
variation　たいのマリネ風　p.51

副菜　ポテトサラダ
variation　マカロニサラダ

卵は胃内停滞時間の短いことから消化のよい食品とされますが，調理法で異なります。たまご焼きも加熱しすぎると硬くなりますので気をつけましょう。

例	胃内停滞時間(100g)
生たまご	2.30 時間
半熟たまご	1.45 時間
ゆでたまご	3.15 時間
たまご焼き	2.45 時間

食事計画献立例1

食事計画 | 献立例 2 | 1,800 kcal（胃潰瘍）

消化性潰瘍の方の，朝がパン食で貧血改善を目標にした食事

朝

献　立	1人分材料・分量（目安量）	作り方
トースト 主食	食パン 60 g（6枚切り1枚） ブルーベリージャム 15 g	
オムレツ 主菜	卵 75 g 牛乳 10 g 塩 0.5 g こしょう（少々） バター 5 g パセリ 2 g ケチャップ 10 g	① 卵を割りほぐし，牛乳と調味料を加え，よく混ぜる。 ② フライパンにバターを入れ，バターが溶けたら①を入れ，さっとひと混ぜした後，フライパンの先に寄せて焼きオムレツを作る。 ③ お皿に盛り，パセリを添え，ケチャップを形よくかける。
温野菜サラダ 副菜	カリフラワー 25 g ブロッコリー 25 g 赤ピーマン 10 g マヨネーズ 10 g	① カリフラワー，ブロッコリーは小房に分け，赤ピーマンはスライスして，それぞれゆでる。 ② 器に彩りよく盛り，マヨネーズを添える。
ミルクティー 飲み物	紅茶 100 g 牛乳 50 g 砂糖 3 g	

昼

献　立	1人分材料・分量（目安量）	作り方
ごはん 主食	ごはん 200 g	
かぶと カリフラワー のスープ 汁	かぶ 20 g カリフラワー 40 g さやえんどう 5 g 水 150 g 固形コンソメ 1 g 塩 0.5 g こしょう（少々）	① かぶは皮をむき，1 cm角に切り，カリフラワーは小房に分ける。 ② さやえんどうは筋を取り，斜めに細く切る。 ③ 鍋に水，かぶ，カリフラワーを入れ，火にかける。煮立ってきたら調味料と固形コンソメを入れ，やわらかくなるまで煮て，最後にさやえんどうを加える。
たらの ホイル焼き 主菜	たら 70 g たまねぎ 30 g にんじん 10 g 生しいたけ 10 g 酒 2 g しょうゆ 5 g レモン 10 g パセリ 1 g	① たまねぎ，にんじんはせん切りに，しいたけは石づきを取りせん切りにして，混ぜておく。 ② レモンは1/8のくし形に切る。 ③ アルミホイルを 30 cm角に切り，中心にたらを置き，その上に野菜をのせて，調味料をかけてふんわり包む。 ④ 180℃に熱したオーブンで 12～13分焼く。 ⑤ 焼きあがったら，皿に盛り，レモンとパセリを添える。
チンゲンサイ とこえびの ソテー 副菜	チンゲンサイ 50 g マッシュルーム（水煮缶詰）15 g にんじん 15 g こえび 20 g 油 3 g 塩 0.5 g こしょう（少々）	① チンゲンサイは 2 cm幅に切る。 ② マッシュルームは 2 mm厚さに切る。 ③ にんじんは短冊切りにする。 ④ こえびは，背わたを取っておく。 ⑤ フライパンに油を引き，油がなじんできたらこえび，にんじんを炒め，火が通ったらチンゲンサイ，マッシュルームを加え，さっと炒めて調味する。

口腔食道疾患，胃腸疾患

献　立	1人分材料・分量（目安量）	作り方
夕 ごはん（主食）	ごはん 200 g	
ロールキャベツ（主菜）	A ｛ 牛肉（ひき肉）60 g／たまねぎ 20 g／油 1 g／卵 5 g／食パン 10 g／塩 0.5 g／黒こしょう（少々）／ナツメグ（少々） ｝ キャベツ 100 g（2枚） 固形コンソメ 1 g 水 100 g 塩 0.8 g ケチャップ 15 g ウスターソース 5 g	①キャベツは破らないように1枚ずつはがしてゆで，芯の部分をそぐ。 ②たまねぎはみじん切りにして，油でさっと炒め，冷ましておく。 ③食パンは細かく切っておく。 ④Aの材料を混ぜ，よく練って2等分する。 ⑤キャベツに④を包む。 ⑥鍋に⑤と固形コンソメ，水，調味料を入れ，落しぶたをしてじっくり煮込む。
ツナサラダ（副菜）	レタス 20 g きゅうり 15 g ツナ缶詰 15 g トマト 20 g フレンチドレッシング 10 g	①レタスは食べやすい大きさにちぎる。きゅうりは小口切りにする。レタスときゅうりは混ぜ合わせておく。 ②ツナは水気をきっておく。トマトは湯むきにし，くし形に切る。 ③器に盛り，ドレッシングをかける。
鶏レバーのしょうが煮（副菜）	鶏（レバー）40 g しょうが 2 g 水 20 g みりん 2 g 酒 2 g 砂糖 2 g しょうゆ 6 g 塩 0.2 g	①レバーは2 cm角に切り，20分位水に漬け血抜きをする。 ②しょうがは細いせん切りにしておく。 ③鍋に水，調味料を煮立てレバー，しょうがを加えて水分がなくなるまで弱火でじっくり煮る。

献　立	1人分材料・分量（目安量）	作り方
間食 ももといちごのゼリー	もも・缶詰 15 g いちご 15 g 牛乳 30 g 砂糖 10 g 寒天 1 g 水 50 g	①ももは，1 cm角，いちごは縦4つに切る。 ②寒天を洗い，分量の水に10分ほど浸した後火にかける。 ③寒天が完全に溶けたら砂糖を加える。 ④砂糖が溶けたら牛乳を加え，火からおろす。 ⑤器に入れ，ももといちごを加え，氷水で十分に冷やす。

1日の栄養量

	E(kcal)	P(g)	F(g)	食塩(g)
朝	490	19.3	24.5	2.3
昼	494	24.7	4.2	2.7
夕	724	31.0	20.7	4.4
間食	76	1.2	1.2	0.0
計	1,785	76.2	50.5	9.4

P：F：C　P 17.1　F 25.5　C 57.5　%

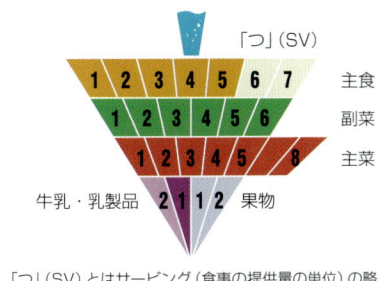

食事バランスガイド

「つ」(SV) とはサービング（食事の提供量の単位）の略

食事計画献立例2

食事計画 | 献立例 2   1,800 kcal（胃潰瘍）

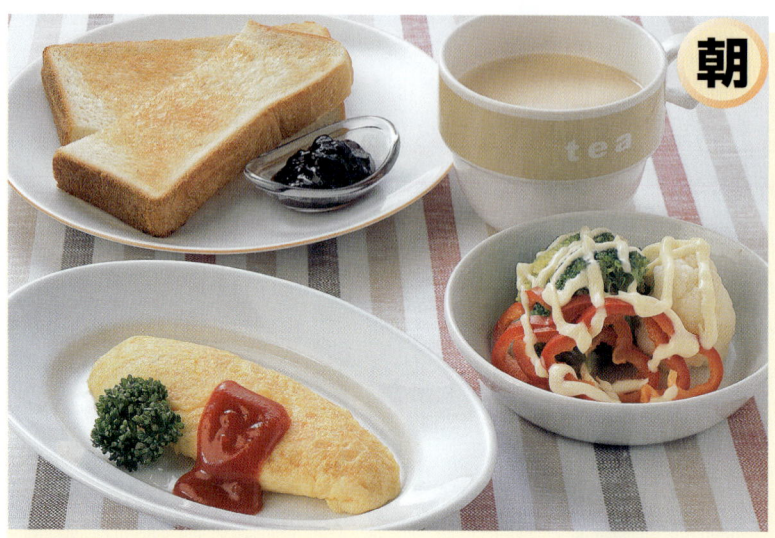

● ホットサラダでビタミン補給を

主食	トースト
主菜	オムレツ *variation* 野菜のキッシュ風 *p.57*
副菜	温野菜サラダ *variation* 野菜のキッシュ風 *p.57*
飲み物	ミルクティー

	E(kcal)	P(g)	F(g)	食塩(g)
トースト	186	5.7	2.7	0.8
オムレツ	170	9.8	12.2	1.2
温野菜サラダ	88	2.1	7.7	0.2
ミルクティー	46	1.8	1.9	0.1

● 体のあたたまるあっさりメニューです

主食	ごはん
汁	かぶとカリフラワーのスープ *variation* はるさめスープ *p.49*
主菜	たらのホイル焼き *variation* すずきのみそかけ *p.52*
副菜	チンゲンサイとこえびのソテー *variation* ブロッコリーと貝柱のソテー

	E(kcal)	P(g)	F(g)	食塩(g)
ごはん	336	5.0	0.6	0.0
かぶとカリフラワーのスープ	20	1.6	0.1	0.9
たらのホイル焼き	82	13.5	0.3	0.9
チンゲンサイとこえびのソテー	57	4.7	3.2	0.8

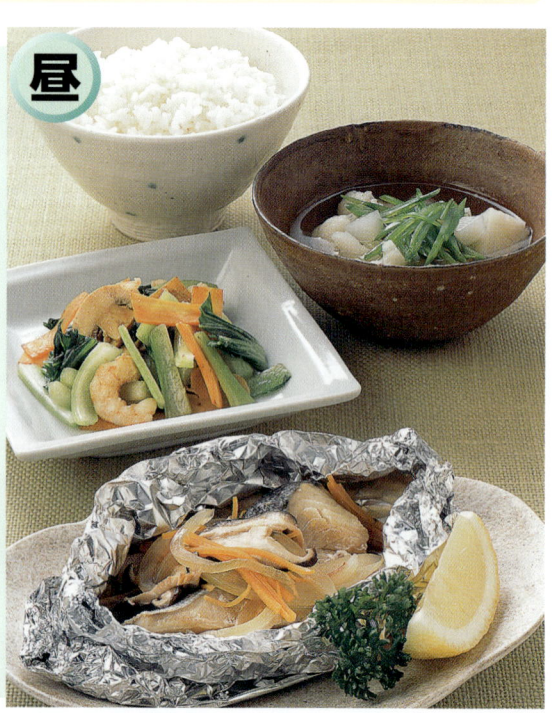

口腔食道疾患，胃腸疾患

夕

● 鉄分を補給して貧血を改善します

| 主食 | ごはん |

| 主菜 | ロールキャベツ
variation 豆腐ハンバーグ *p.50* |

| 副菜 | ツナサラダ
variation マセドアンサラダ |

| 副菜 | 鶏レバーのしょうが煮
variation 野菜のたまごとじ *p.56* |

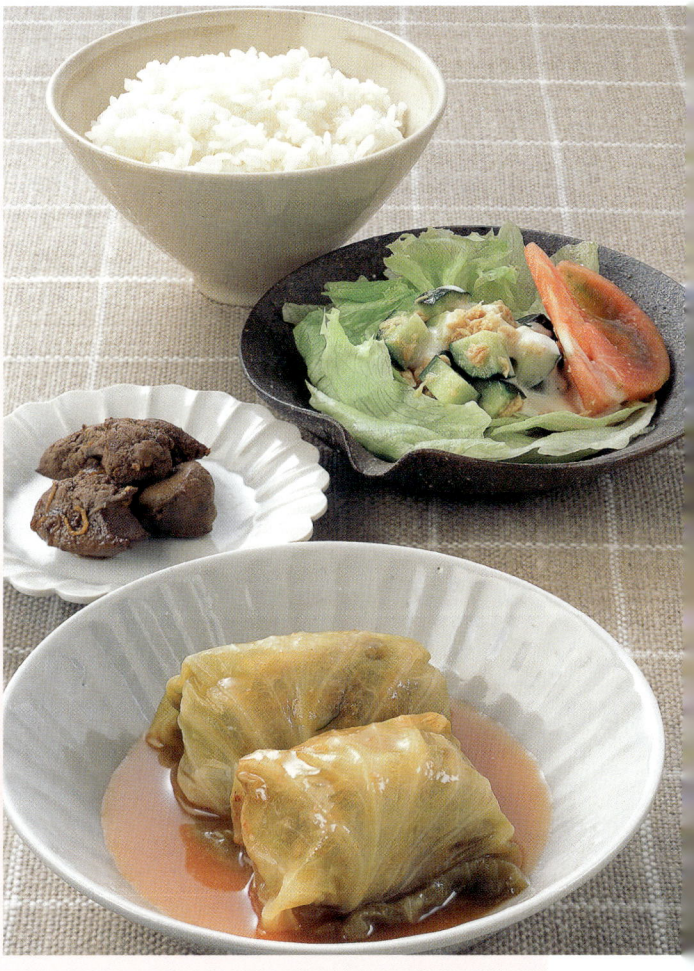

	E(kcal)	P(g)	F(g)	食塩(g)
ごはん	336	5.0	0.6	0.0
ロールキャベツ	235	14.8	11.3	2.8
ツナサラダ	89	3.1	7.5	0.4
鶏レバーのしょうが煮	64	8.1	1.2	1.1

間食

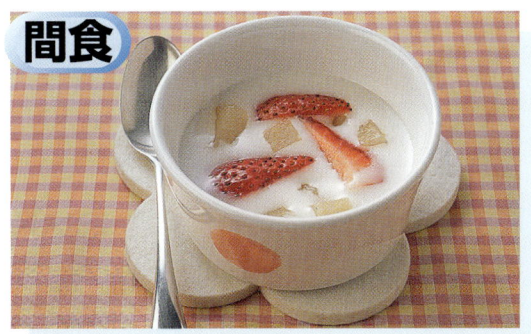

| 間食 | ももといちごのゼリー
variation フルーツ白玉 *p.59* |

	E(kcal)	P(g)	F(g)	食塩(g)
ももといちごのゼリー	76	1.2	1.2	0.0

食事計画献立例2

食事計画 ｜ 献立例 3　　1,800 kcal（潰瘍性大腸炎）

工夫して洋風献立を取り入れましょう

朝

献立	1人分材料・分量（目安量）	作り方
エッグサンド 主食	ロールパン 70 g（2個） 卵 50 g トマト 30 g 牛乳 10 g 塩 0.5 g サラダな 6 g	①トマトは湯むきにして，種を除き1cm角に切る。 ②卵は割りほぐし，牛乳と混ぜる。 ③テフロン加工のフライパンを温め，トマトを炒め，卵を加え，塩で味つけしてふんわりと炒める。 ④ロールパンに切れ目を入れてオーブントースターで温め，③とサラダなを挟む。
かぼちゃ ポタージュ 汁	かぼちゃ（西洋）40 g じゃがいも 40 g たまねぎ 20 g 固形コンソメ 1 g 水 100 g 牛乳 50 g 塩 0.5 g パセリ 1 g	①かぼちゃは皮，種を除き5mm幅に切る。 ②じゃがいも，たまねぎは5mm幅に切る。 ③パセリはみじん切りにして水にさらしておく。 ④鍋に①と②，固形コンソメ，水を入れ，やわらかくなるまで煮る。 ⑤やわらかくなったら少し冷まし，ミキサーにかける。 ⑥⑤を鍋に戻し温め直し，牛乳を加え，塩で味を調える。 ⑦器に盛り，パセリを散らす。
フルーツ ヨーグルト デザート	バナナ 30 g りんご・缶詰 30 g ヨーグルト（加糖）60 g	①バナナは皮をむき5mm厚さに切る。りんご缶も同じく5mm厚さに切る。 ②器に入れ，ヨーグルトをかける。

昼

献立	1人分材料・分量（目安量）	作り方
ごはん 主食	ごはん 200 g	
蒸し鶏 主菜	鶏肉（もも 皮なし）60 g 　塩 0.5 g 　酒 1 g レモン 8 g ブロッコリー 50 g にんじん 20 g 酢 5 g しょうゆ 5 g	①鶏肉に塩，酒を振って下味をつける。 ②レモンは輪切りにする。ブロッコリーは小房に分け，にんじんはせん切りにしてそれぞれゆでておく。 ③鶏肉に輪切りにしたレモンをのせ，蒸し器で15分ほど蒸す。 ④蒸しあがった鶏肉はそぎ切りにし，ブロッコリー，にんじんと器に盛り，酢としょうゆを合わせたたれを添える。
えびのくず煮 副菜	ながいも 80 g 大正えび 20 g だし汁 100 g 砂糖 2 g うすくちしょうゆ 6 g かたくり粉 1 g 根みつば 3 g	①ながいもは1.5cm角に切る。みつばは1.5cmの長さに切る。 ②えびは皮と背わたを取り，1.5cm幅に切る。 ③鍋にながいもとだし汁を入れ火にかけ，煮立ってきたら調味料を加える。 ④やわらかくなったらえびを加え，火が通ったら水溶きかたくり粉でとろみをつけ，火を止める前にみつばを加える。

献立	1人分材料・分量（目安量）	作り方
夕　ごはん　主食	ごはん 200 g	
はくさいスープ　汁	はくさい 30 g にんじん 10 g セロリー 10 g 固形コンソメ 1 g 水 150 g 塩 0.8 g	① はくさいとにんじんはせん切りにしておく。 ② セロリーは筋を取ってせん切りにしておく。 ③ 鍋に水，固形コンソメと①，②の野菜を入れ火にかける。 ④ 煮立ってきたら塩を加え，やわらかくなるまで煮る。
すずきのトマトソース　主菜	すずき 80 g 塩 0.6 g トマト 40 g たまねぎ 20 g オリーブ油 2 g 固形コンソメ 1 g 白ワイン 2 g じゃがいも 50 g 塩 0.5 g パセリ（少々）	① トマトは湯むきにして，種を除き 5 mm角に切る。 ② たまねぎはみじん切りにする。 ③ フライパンにオリーブ油を入れ火にかけ，たまねぎを入れて透明になるまで炒め，トマト，固形コンソメ，白ワインを加えて煮込む。 ④ じゃがいもは 4 つ割りにしてゆでる。ゆであがったら水を捨て，火にかけて粉をふかせ塩をする。 ⑤ すずきは塩をして，グリルでこんがりと焼き，粉ふきいもと器に盛り，③のソースをかける。
はるさめとりんごの酢の物　副菜	はるさめ 12 g りんご 30 g きゅうり 20 g 酢 5 g 砂糖 3 g 塩 0.5 g	① はるさめはやわらかめにゆで，水洗いしておく。 ② りんごは皮をむき，せん切りにして塩水につけておく。きゅうりはせん切りにして塩もみして洗っておく。 ③ 調味料を合わせ，①，②を和える。

献立	1人分材料・分量（目安量）	作り方
間食　草もち	草もち 70 g	

1日の栄養量

	E(kcal)	P(g)	F(g)	食塩(g)
朝	511	20.2	14.2	2.6
昼	528	25.8	3.6	2.6
夕	595	23.0	6.3	3.4
間食	160	2.9	0.3	0.0
計	1,794	71.9	24.4	8.6

P：F：C　P 16.0　F 12.2　C 71.7　％

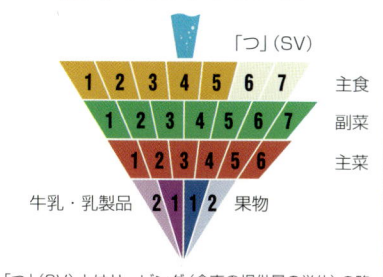

食事バランスガイド

「つ」(SV) とはサービング（食事の提供量の単位）の略

口腔食道疾患，胃腸疾患

食事計画献立例 3

食事計画 | 献立例 3　　1,800 kcal（潰瘍性大腸炎）

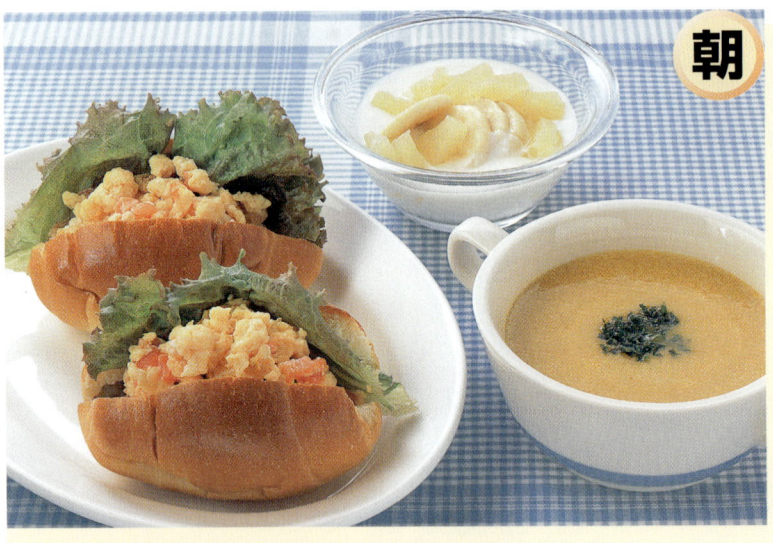

朝

● 低脂肪でもおいしい
サンドイッチです

主食	エッグサンド
汁	かぼちゃポタージュ *variation*　かぶとやまいものスープ *p.48*
デザート	フルーツヨーグルト *variation*　アップルゼリー *p.60*

	E(kcal)	P(g)	F(g)	食塩(g)
エッグサンド	310	13.9	11.9	1.5
かぼちゃポタージュ	110	3.4	2.1	1.0
フルーツヨーグルト	91	3.0	0.2	0.1

昼

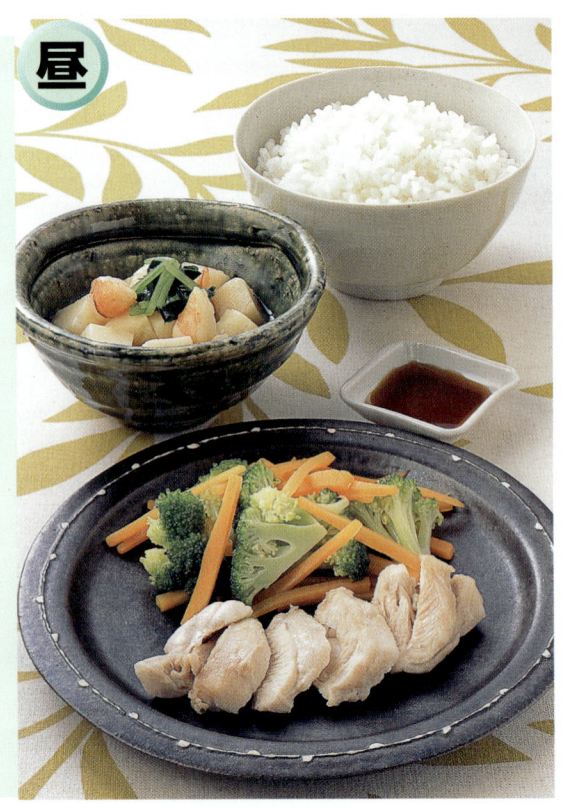

● 食材のうま味をくず煮で味わいます

主食	ごはん
主菜	蒸し鶏 *variation*　ポトフ *p.54*
副菜	えびのくず煮 *variation*　中華サラダ *p.58*

	E(kcal)	P(g)	F(g)	食塩(g)
ごはん	336	50	0.6	0.0
蒸し鶏	104	14.0	2.7	1.4
えびのくず煮	88	6.8	0.3	1.2

口腔食道疾患，胃腸疾患

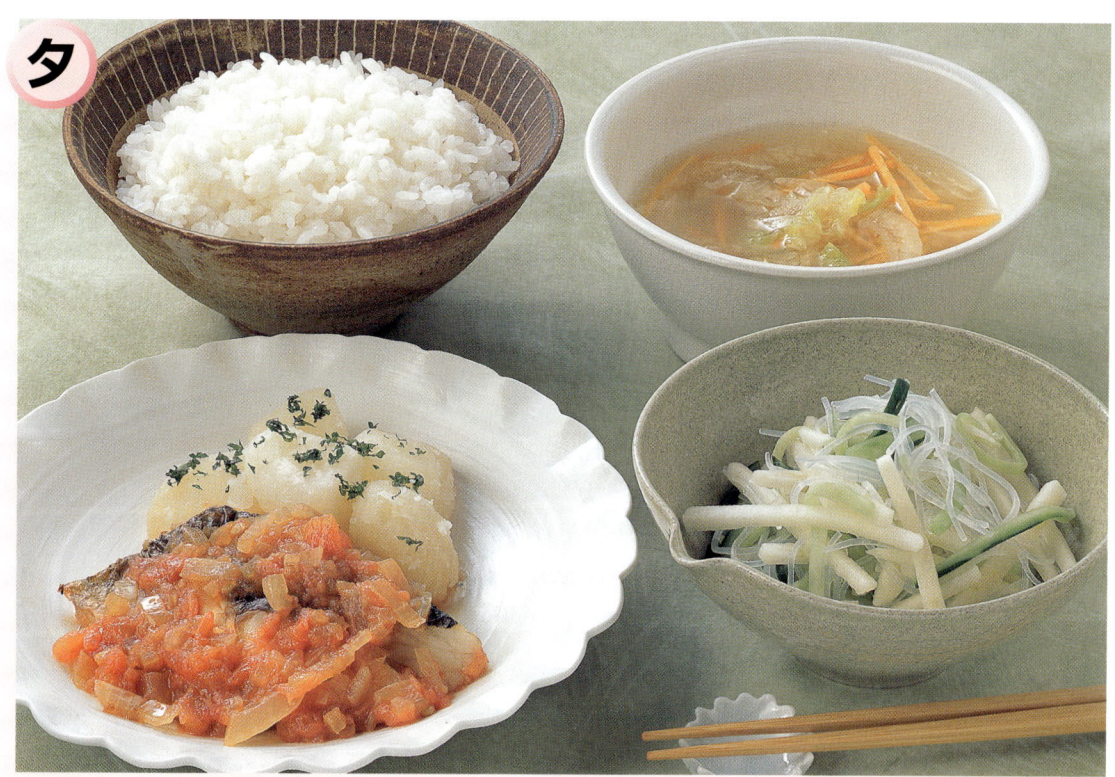

● 軟らかく煮込んだ野菜で腸内環境改善を

	E(kcal)	P(g)	F(g)	食塩(g)
ごはん	336	5.0	0.6	0.0
はくさいスープ	12	0.5	0.1	1.2
すずきのトマトソース	174	17.2	5.5	1.7
はるさめとりんごの酢の物	73	0.3	0.1	0.5

主食　ごはん

汁　はくさいスープ
　　variation　ワンタンスープ　p.49

主菜　すずきのトマトソース
　　variation　かじきまぐろのピカタ　p.53

副菜　はるさめとりんごの酢の物
　　variation　むきなすのみそ煮　p.57

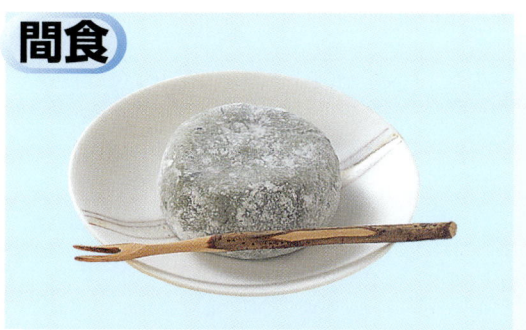

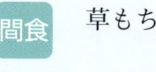

間食　草もち

	E(kcal)	P(g)	F(g)	食塩(g)
草もち	160	2.9	0.3	0.0

食事計画献立例3

食事計画 | 献立例 4　　1,200 kcal（下痢）

水分を補いながら消化のよい食事を

朝

献立	1人分材料・分量（目安量）	作り方
全がゆ（主食）	全がゆ 300 g	
たまねぎとふのみそ汁（汁）	焼きふ 2 g たまねぎ 30 g 長ねぎ 3 g みそ 12 g だし汁 150 g	① ふは水で戻し，たまねぎは薄切りにし，ねぎは小口切りにする。 ② 鍋にだし汁，たまねぎを入れ火にかけ，やわらかくなったらふを加え，再び沸騰したらみそで味つけし，ねぎを散らす。
高野豆腐と野菜の煮物（副菜）	凍り豆腐 8 g（1/2枚） さといも 40 g だいこん 30 g にんじん 15 g さやいんげん 8 g A｛砂糖 2 g／うすくちしょうゆ 2 g／だし汁 30 g｝ B｛砂糖 2 g／うすくちしょうゆ 3 g／だし汁 50 g｝	① 凍り豆腐は水で戻し，水洗いをして食べやすい大きさに切り，Aの調味料で煮る。 ② さといも，だいこんは食べやすい大きさに切る。 ③ にんじんは5 mmくらいの厚さに切り，型抜きする。さやいんげんは，すじを取り，3 cm幅に切りゆでる。 ④ Bの調味料でさといも，だいこん，にんじんをやわらかく煮る。さやいんげんは煮汁に漬けて味を含ませる。

昼

献立	1人分材料・分量（目安量）	作り方
煮込みうどん（主食）	ゆでうどん 200 g 鶏肉（ささ身）30 g にんじん 15 g ほうれんそう 20 g だし汁 200 g しょうゆ 15 g みりん 3 g	① ささ身はすじを取り，一口大のそぎ切りにする。 ② にんじんはせん切りにしてゆでておき，ほうれんそうはゆでて2 cm幅に切る。 ③ 鍋にだし汁と調味料を煮立て，ささ身，うどんを入れて煮込む。 ④ 器に入れ，ささ身，にんじん，ほうれんそうを飾る。
湯豆腐（主菜）	絹ごし豆腐 75 g 昆布だし 75 g しょうゆ 3 g 長ねぎ 3 g	① ねぎは小口切りにしておく。 ② 豆腐は半分に切り，昆布だしでゆっくりと煮る。 ③ しょうゆを昆布だしで割り，ねぎを薬味にして添える。
きゅうりとしらすのおろし和え（副菜）	だいこん 50 g きゅうり 20 g しらす干し 5 g 砂糖 2 g 酢 5 g 塩 0.3 g	① だいこんはすりおろす。 ② きゅうりは4つ割りにし，5 mm幅に切って，塩もみ後洗っておく。 ③ しらす干しはさっと熱湯を通しておく。 ④ 調味料を合わせ，①〜③を和える。

献立		1人分材料・分量（目安量）	作り方
夕 全がゆ	主食	全がゆ 300g	
かき玉汁	汁	卵 25g 根みつば 5g だし汁 150g うすくちしょうゆ 6g	① 卵は割りほぐしておく。みつばは1cm長さに切る。 ② 鍋にだし汁とうすくちしょうゆを入れ，沸騰してきたら火を弱め，卵を糸のように細く流し入れる。 ③ みつばを入れて火を止める。
かれいの煮付け	主菜	かれい 60g じゃがいも 50g さやえんどう 8g しょうが汁 1g だし汁 50g みりん 3g しょうゆ 5g	① しょうがはすりおろして汁をしぼっておく。 ② だし汁と調味料を鍋に入れ，火にかけ煮立ってきたらかれいとしょうが汁を加え煮る。 ③ じゃがいもは食べやすい大きさに切り，かれいを煮た汁で煮る。 ④ さやえんどうは筋を取り，斜めに半分に切りゆでて，煮汁に漬け味を含ませる。
ブロッコリーのおかか煮	副菜	ブロッコリー 50g かつお節 1g みりん 1g しょうゆ 3g だし汁 50g	① ブロッコリーは小房に分けて，かためにゆでておく。 ② だし汁と調味料を鍋に入れ煮立たせて，ブロッコリーとかつお節を加え，さっと煮る。

献立	1人分材料・分量（目安量）	作り方
間食 くずもち お茶	くず粉 15g 水 120g きな粉 5g 砂糖 5g 塩 0.1g ほうじ茶 150g	① 鍋にくず粉，水を入れよくかき混ぜて火にかける。底がつかないように混ぜながら透明になるまで煮る。 ② 透明になったら火からおろし，バットに流し入れ冷やす。 ③ きな粉，砂糖，塩を合わせておく。 ④ ②が冷めたら一口大に切って器に盛り，③をかける。 ⑤ ほうじ茶を添える。

1日の栄養量

	E(kcal)	P(g)	F(g)	食塩(g)
朝	355	11.3	4.0	2.6
昼	347	20.0	3.5	4.1
夕	391	23.5	4.0	2.7
間食	93	1.8	1.2	0.1
計	1,186	56.6	12.7	9.5

P：F：C　P 19.1　F 9.6　C 71.3　％

食事バランスガイド

主食 1-7
副菜 1-6
主菜 1-6
牛乳・乳製品 2　果物 1-2

「つ」(SV) とはサービング（食事の提供量の単位）の略

食事計画 │ 献立例 4　　1,200 kcal（下痢）

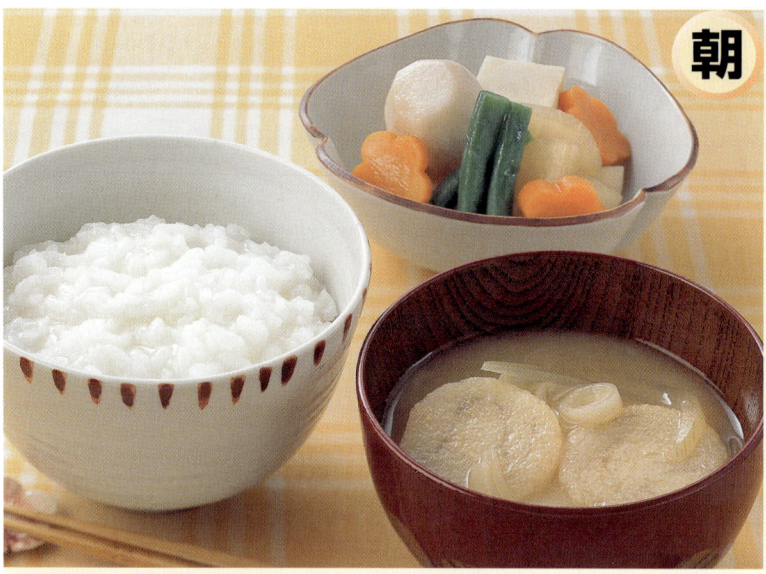

朝

●軟らかく調理して，ビタミン・ミネラル補給を

- 主食：全がゆ
- 汁：たまねぎとふのみそ汁
  variation　はんぺんとかぼちゃのみそ汁
- 副菜：高野豆腐と野菜の煮物
  variation　じゃがいもの含め煮　p.55

	E(kcal)	P(g)	F(g)	食塩(g)
全がゆ	213	3.3	0.3	0.0
たまねぎとふのみそ汁	44	2.6	1.0	1.6
高野豆腐と野菜の煮物	98	5.4	2.7	1.0

昼

●煮込むことでうま味の相乗効果が増します

- 主食：煮込みうどん
  variation　あんかけうどん　p.44
- 主菜：湯豆腐
  variation　ざくろ豆腐　p.54
- 副菜：きゅうりとしらすのおろし和え
  variation　変わりきんぴら　p.58

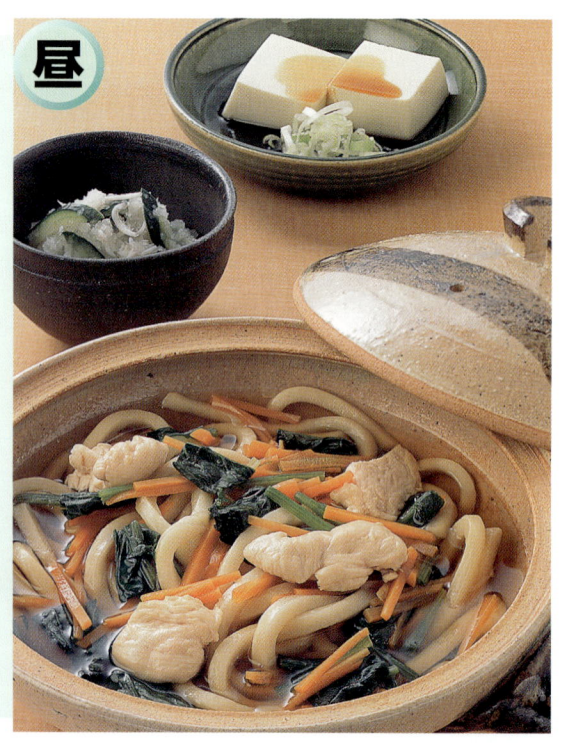

	E(kcal)	P(g)	F(g)	食塩(g)
煮込みうどん	273	14.4	1.1	3.0
湯豆腐	48	4.0	2.3	0.6
きゅうりとしらすのおろし和え	26	1.6	0.2	0.5

口腔食道疾患，胃腸疾患

口腔食道疾患，胃腸疾患

● 体力回復を助ける献立です

主食	全がゆ
汁	かき玉汁 variation 菊花汁 p.48
主菜	かれいの煮付け variation さわらのおろし煮 p.51
副菜	ブロッコリーのおかか煮 variation カリフラワーのゆずみそ和え p.58

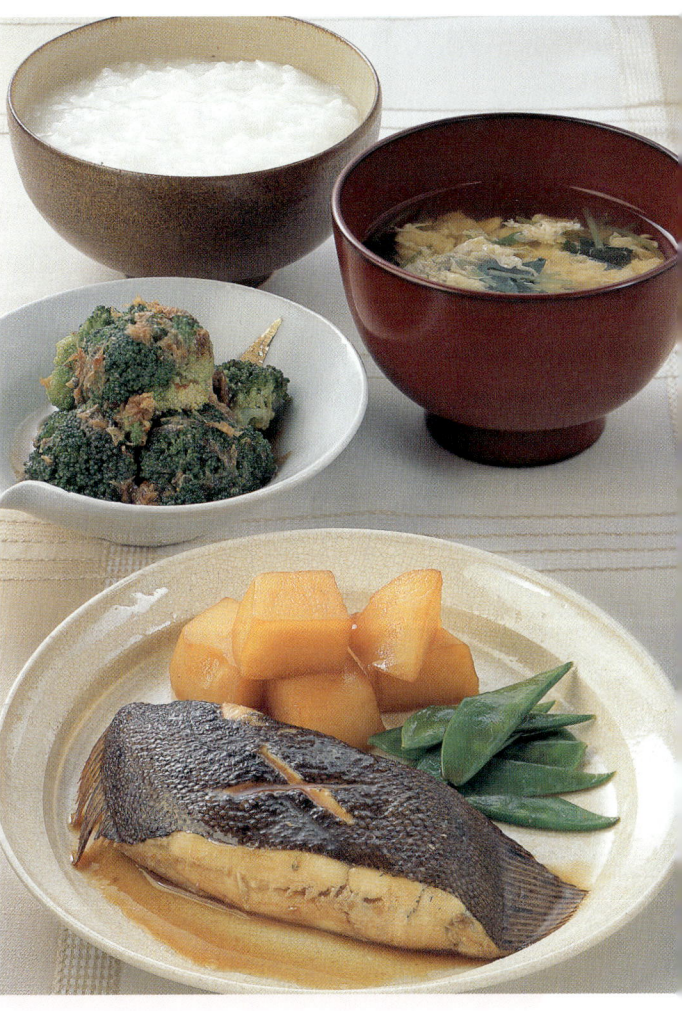

	E（kcal）	P（g）	F（g）	食塩（g）
全がゆ	213	3.3	0.3	0.0
かき玉汁	45	4.0	2.6	1.2
かれいの煮付け	110	13.4	0.8	1.0
ブロッコリーのおかか煮	23	2.9	0.2	0.5

間食

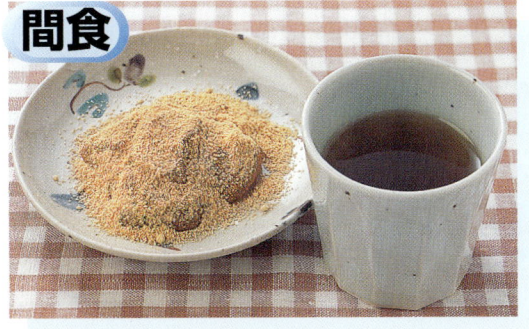

| 間食 | くずもち お茶 |

	E（kcal）	P（g）	F（g）	食塩（g）
くずもち	93	1.8	1.2	0.1
お茶	0	0.0	0.0	0.0

食事計画献立例4

食事計画 献立例 5　1,800 kcal（便秘）

食物繊維や水分をしっかりとって排便習慣をつけましょう

朝

献立	1人分材料・分量（目安量）	作り方
ごはん（主食）	七分つきごはん 150 g	
具がいっぱいみそ汁（汁）	油揚げ 10 g だいこん 30 g えのきたけ 30 g カットわかめ 2 g 長ねぎ 3 g みそ 15 g だし汁 150 g	① 油揚げは湯をかけて油抜きし，短冊に切る。 ② だいこんは短冊切りにし，えのきたけは 2 cm幅に切る。わかめは水で戻し，食べやすい大きさに切る。 ③ 鍋にだし汁，油揚げ，だいこんを入れ，やわらかくなるまで煮る。えのきたけを加え，再び沸騰したら火を弱め，みそを溶き入れる。 ④ わかめを入れ，小口切りしたねぎを加えて火を止める。
糸こんにゃくのきんぴらごぼう（副菜）	ごぼう 60 g 糸こんにゃく 20 g にんじん 10 g　だし汁 50 g 油 3 g　　　　砂糖 3 g 白ごま 2 g　　しょうゆ 5 g	① ごぼうは 3 cm長さのせん切りにして，水に漬けてあくを抜く。糸こんにゃくは水洗いして 3 cm長さに切る。 ② にんじんは 3 cm長さのせん切りにする。 ③ 鍋に油を入れ，火にかけ，ごぼう，糸こんにゃく，にんじんを炒め，だし汁と調味料を加え，煮汁がなくなるまで煮る。仕上げにごまをふる。
はくさい漬（副菜）	はくさい漬 20 g	

昼

献立	1人分材料・分量（目安量）	作り方
炊き込みごはん（主食）	七分つき米 70 g 鶏肉（もも 皮つき）20 g こんにゃく 15 g 乾ししいたけ 1 g しめじ 15 g にんじん 10 g 酒 2 g うすくちしょうゆ 8 g みりん 1 g だし汁 100 g 焼きのり 0.5 g	① 米は洗ってざるにあげて 30 分以上おく。 ② 鶏肉は小さく切る。こんにゃくは 5 mm幅にして薄く切る。 ③ しいたけは水で戻し，小さく切る。 ④ しめじは小房に分け，長いものは半分に切る。にんじんはこんにゃく位の大きさに切る。 ⑤ 炊飯器に米，具，だし汁，調味料を加え，ごはんを炊く。 ⑥ 炊き上がったら，細切りにしたのりをかけて茶碗に盛る。
えびと野菜の天ぷら（主菜）	えび 20 g まいたけ 20 g かぼちゃ（西洋）20 g オクラ 10 g（1本） 小麦粉 15 g 卵 5 g 塩 0.5 g　　天つゆ ｛ だし汁 50 g／みりん 2 g／しょうゆ 5 g ｝ 大豆油 15 g だいこん 30 g	① えびは尾を残して殻を取り，背わたを取り，おなか側に切目を入れ曲がらないようにしておく。 ② まいたけは適当な大きさに切る。かぼちゃは 5 mm幅にスライスする。オクラは串で刺してはじかないようにする。 ③ だし汁，みりん，しょうゆを合わせさっとひと煮立ちさせる。 ④ 卵，塩，冷水をよく混ぜ合わせ，小麦粉を加え，さっとかき混ぜる。 ⑤ 揚げ油を熱し，170 ℃でそれぞれ④の衣をつけて揚げる。 ⑥ 油をよくきり，器に盛る。天つゆ，だいこんおろしを添える。
たこの酢の物（副菜）	カットわかめ 2 g きゅうり 40 g たこ（ゆで）20 g 塩 0.5 g 酢 6 g 砂糖 2 g	① わかめは水で戻し，食べやすい大きさに切る。きゅうりは小口切りにして塩もみして洗っておく。 ② たこは塩ゆでし，冷めてから 3 mm幅の輪切りにする。 ③ 調味料を合わせ，わかめ，きゅうり，たこを和える。

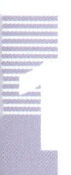

献　立	1人分材料・分量（目安量）	作り方
夕 ごはん（主食）	七分つきごはん 150 g	
八宝菜（主菜）	豚肉（もも 脂身つき）30 g いか 20 g しょうが 1 g はくさい 60 g たけのこ（ゆで）30 g にんじん 15 g きくらげ 2 g 生しいたけ 10 g ヤングコーン 20 g ピーマン 15 g 油 5 g 中華だし 50 g ⎫ しょうゆ 5 g ⎪ 塩 0.4 g ⎬ A 黒こしょう（少々）⎪ 酒 3 g ⎪ 砂糖 1 g ⎭ かたくり粉 2 g	① 豚肉は3 cm角に切る。いかは5 mm幅に斜めの切目を入れ，3 cm角に切る。 ② しょうがはみじん切りにする。はくさいの軸はそぎ切りに，葉は4 cm角に切る。 ③ たけのこは先の部分を縦半分に，元は1/4にして薄く切る。にんじんは短冊に切る。 ④ きくらげは水で戻し，短冊に切る。生しいたけは石づきを取り1/4に切る。ヤングコーンは斜め半分に切る。ピーマンは種を取り薄く切る。 ⑤ 中華鍋に油を入れ火にかけ，しょうがを加えて，①を入れ炒めたらいったん取り出す。 ⑥ 中華鍋ににんじん，きくらげ，はくさい，たけのこ，ヤングコーン，しいたけの順に入れて炒める。野菜がしんなりしてきたら，Aと⑤の豚肉，いかを加え，最後にピーマンを入れ，同量の水で溶いたかたくり粉を回し入れてとろみをつける。
もやしとねぎのナムル（副菜）	りょくとうもやし 70 g 長ねぎ 3 g ごま油 2 g しょうゆ 5 g みりん 1 g 白ごま 2 g	① もやしは根を取り，水洗いして，たっぷりの湯でさっとゆでる。 ② ねぎは小口切りにする。 ③ ①②をごま油，しょうゆ，みりんを合わせたたれで和え，いった白ごまを混ぜる。

献　立	1人分材料・分量（目安量）	作り方
牛乳	牛乳 200 g	

献　立	1人分材料・分量（目安量）	作り方
ふかしいも	さつまいも 70 g	① さつまいもは皮のまま蒸し器でふかす。

1日の栄養量

	E(kcal)	P(g)	F(g)	食物繊維(g)	食塩(g)
朝	441	11.8	9.3	8.8	3.7
昼	605	21.9	20.4	6.1	3.9
夕	488	18.5	14.3	6.5	2.1
間食	226	7.4	7.7	1.6	0.2
計	1,760	59.7	51.8	23.1	9.9

P：F：C　P 13.6　F 26.5　C 60.0　％

食事バランスガイド

主食 1 2 3 4 5 6 7
副菜 1 2 3 4 5 6 9
主菜 1 2 3 4 5
牛乳・乳製品 2　果物 1 2

「つ」(SV) とはサービング（食事の提供量の単位）の略

食事計画｜献立例 5　　1,800kcal（便秘）

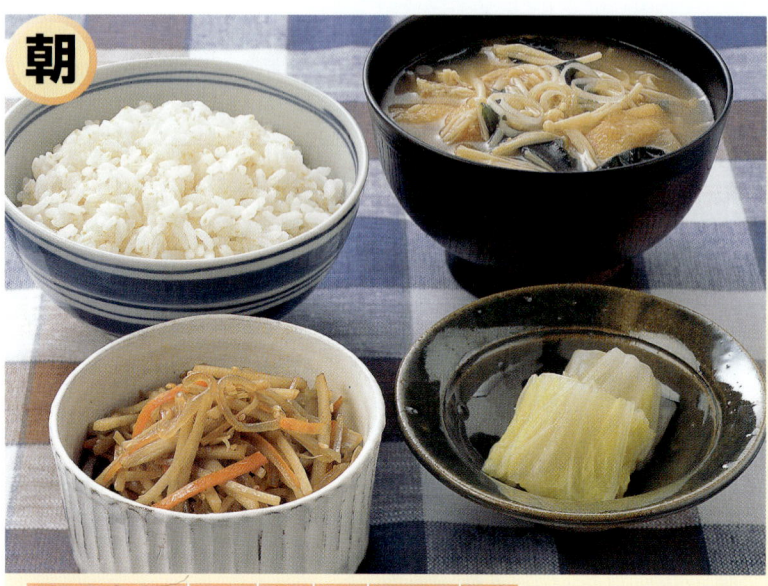

●野菜たっぷりのみそ汁で食物繊維をとりやすく

主食	ごはん
汁	具がいっぱいみそ汁　*variation* とん汁　*p.48*
副菜	糸こんにゃくのきんぴらごぼう　*variation* 五目豆　*p.56*
副菜	はくさい漬

	E(kcal)	P(g)	F(g)	食物繊維(g)	食塩(g)
ごはん	252	3.9	0.8	0.8	0.0
具がいっぱいみそ汁	86	5.5	4.4	3.2	2.5
糸こんにゃくのきんぴらごぼう	100	2.1	4.2	4.5	0.8
はくさい漬	3	0.3	0.0	0.4	0.5

●炊き込みごはんで無理なく食物繊維を補います

 主食　炊き込みごはん　*variation* 釜めし　*p.46*

 主菜　えびと野菜の天ぷら　*variation* かれいの唐揚げ*

 副菜　たこの酢の物　*variation* 切り干しだいこんとひじきの煮物　*p.55*

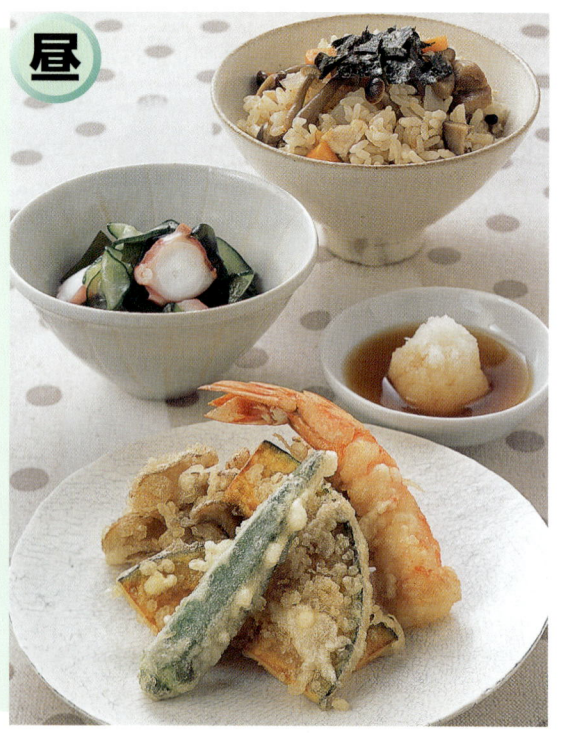

	E(kcal)	P(g)	F(g)	食物繊維(g)	食塩(g)
炊き込みごはん	311	9.3	4.0	2.5	1.4
えびと野菜の天ぷら	257	7.5	16.1	2.5	1.4
たこの酢の物	37	5.1	0.3	1.2	1.1

夕

● 一皿で食物繊維と脂質をとります

主食	ごはん
主菜	八宝菜 *variation* 酢豚
副菜	もやしとねぎのナムル *variation* だいこんの梅肉和え　p.57

	E (kcal)	P (g)	F (g)	食物繊維 (g)	食塩 (g)
ごはん	252	3.9	0.8	0.8	0.0
八宝菜	171	12.6	8.4	4.5	1.4
もやしとねぎのナムル	65	2.0	5.2	1.2	0.7

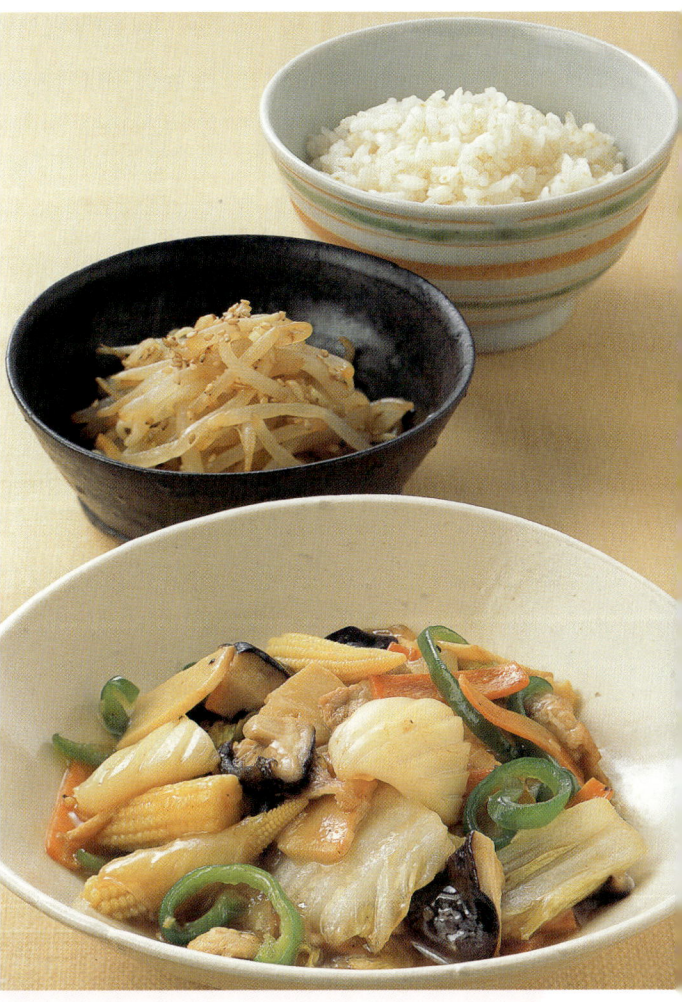

間食

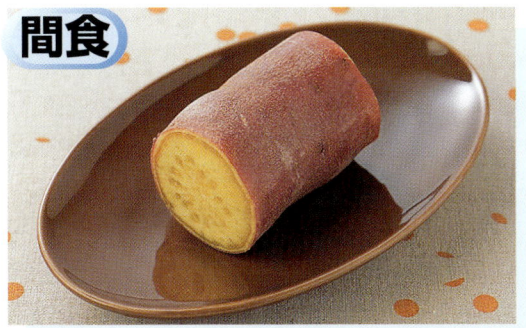

| 間食 | 牛乳（写真はありません）
ふかしいも |

	E (kcal)	P (g)	F (g)	食物繊維 (g)	食塩 (g)
牛乳	134	6.6	7.6	0.0	0.2
ふかしいも	92	0.8	0.1	1.6	0.0

組合せ料理例

主食

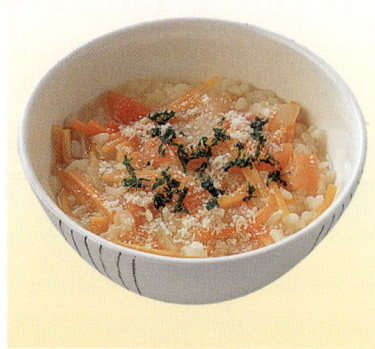

洋風おじや

材料・分量（目安量）

トマト	30 g	米	40 g
たまねぎ	40 g	水	200 g
にんじん	20 g	固形コンソメ	2 g
		粉チーズ	2 g
		パセリ	0.5 g

作り方

① トマトは湯むきし，種を除き1cm角に切る。
② たまねぎ，にんじんはせん切りにする。
③ 米は洗って水と固形コンソメを加えて火にかける。煮立ってきたら①と②を加え炊き上げる。
④ 器に盛り，粉チーズとみじん切りのパセリをかける。

●おかゆを洋風にして，飽きない工夫を。

E(kcal)	P(g)	F(g)	食塩(g)
185	4.2	1.2	1.0

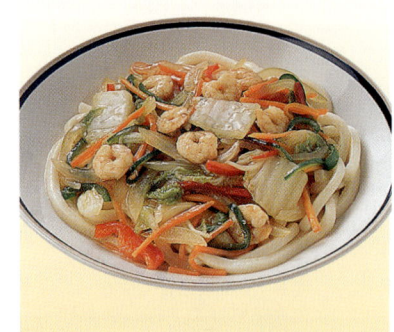

あんかけうどん

材料・分量（目安量）

ゆでうどん	200 g	赤ピーマン	10 g
こえび	30 g	中華だしの素	2 g
はくさい	40 g	水	150 g
たまねぎ	30 g	しょうゆ	10 g
にんじん	10 g	みりん	2 g
ピーマン	10 g	かたくり粉	4 g

作り方

① えびは殻と背わたを取っておく。
② はくさいは食べやすい大きさに，たまねぎ，にんじん，ピーマン，赤ピーマンはせん切りにしておく。
③ 鍋に水，中華だしの素を加え煮立ってきたらえび，はくさい，たまねぎ，にんじんを入れ，調味料を加えてやわらかくなるまで煮る。
④ 材料がやわらかくなったら，ピーマン2種を加え，最後に水溶きかたくり粉でとろみをつける。
⑤ ゆでうどんを湯の中で温め水をきり，器に盛り，④をかける。

●脂肪を控えて，腸内環境を整えます。

E(kcal)	P(g)	F(g)	食塩(g)
286	12.5	1.0	2.2

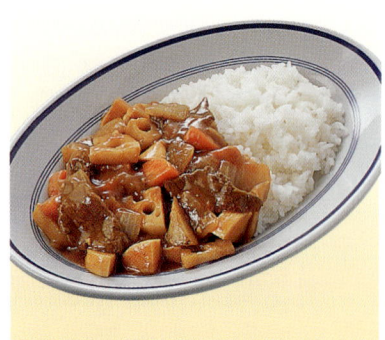

根菜カレー

材料・分量（目安量）

ごはん	200 g	ごぼう	20 g	油	5 g
牛肉（もも 脂身つき）	40 g	にんじん	20 g	水	250 g
たまねぎ	40 g	れんこん	30 g	カレールウ	20 g
たけのこ	30 g	にんにく	2 g		

作り方

① 牛肉は一口大に，にんにくはみじん切りにしておく。
② たまねぎは2cm角，ごぼうは乱切り，たけのこ，にんじん，れんこんは食べやすい大きさのいちょう切りにしておく。
③ 鍋に油とにんにくを入れ火にかける。次に牛肉を入れよく炒め，②の野菜を入れてさらに炒める。
④ よく炒めたら水を加え材料がやわらかくなるまで煮る。
⑤ 火を止めて，カレールウを加えてよくかき混ぜ，再び火にかけとろみがつくまで煮る。

●根菜を使うことで食物繊維がしっかりとれます。

E(kcal)	P(g)	F(g)	食塩(g)
648	16.5	19.6	2.2

口腔食道疾患，胃腸疾患

山菜そば

材料・分量（目安量）

そば（ゆで）	160 g	えのきたけ	20 g
わらび（ゆで）	20 g	油揚げ	15 g
たけのこ（ゆで）	20 g	みりん	5 g
きくらげ（ゆで）	10 g	しょうゆ	15 g
生しいたけ	10 g	だし汁	150 g

作り方
① わらび、えのきたけは2cmの長さに切る。たけのこ、油揚げは短冊に、きくらげ、しいたけはせん切りにする。
② だし汁を煮立て、①の材料を加え煮立ってきたら、みりん、しょうゆを加えて味つけする。
③ そばを湯で温め水をよくきり、器に入れ、②をかける。

●食物繊維たっぷりのおそばです。

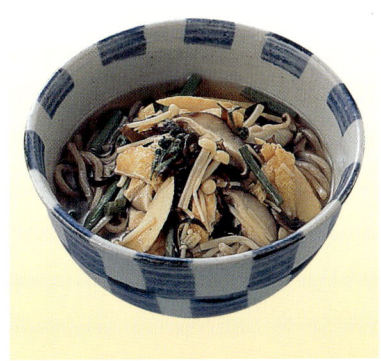

E(kcal)	P(g)	F(g)	食塩(g)
311	14.0	6.7	2.3

親子丼

材料・分量（目安量）

ごはん	150 g	長ねぎ	5 g
鶏肉（ささ身）	30 g	だし汁	100 g
たまねぎ	40 g	みりん	3 g
にんじん	10 g	しょうゆ	10 g
卵	50 g		

作り方
① ささ身はそぎ切りにし、たまねぎ、にんじんはせん切りにする。ねぎは小さく小口切りにする。卵は割りほぐしておく。
② だし汁を煮立て、ささ身、たまねぎ、にんじんを加え煮立ってきたらみりん、しょうゆを加える。
③ 材料がやわらかく煮えたら、卵とねぎを加え、弱火にして卵が半熟になるように煮る。
④ 器にごはんを盛り、③をかける。

●材料を工夫して胃腸の負担を軽くします。

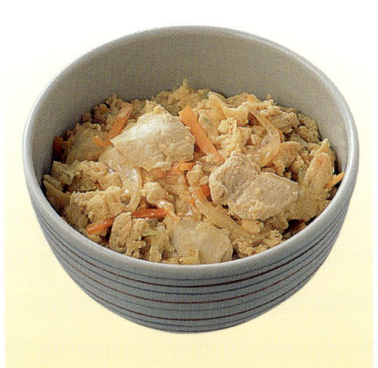

E(kcal)	P(g)	F(g)	食塩(g)
395	18.4	5.9	1.8

なすのスパゲッティ

材料・分量（目安量）

スパゲッティ	70 g	砂糖	2 g
たまねぎ	30 g	なす	50 g
オリーブ油	2 g	固形コンソメ	0.5 g
トマト	50 g	水	50 g
トマトペースト	30 g	塩	0.8 g

作り方
① たまねぎはみじん切りにし、トマトは湯むきして種を除き粗いみじん切りにする。なすは皮を半分程度むいて乱切りにし、水に漬けてあくを抜く。
② 鍋にオリーブ油を入れ火にかけ、たまねぎが透明になるまで炒め、固形コンソメ、水、トマト、トマトペースト、砂糖を加え10分程度煮て、なすを加えてなすがやわらかくなるまで煮る。塩で味を調える。
③ 別の鍋にたっぷりの湯をわかし、塩（分量外）を入れてスパゲッティをやわらかめにゆでる。
④ ゆで上がったら、皿に盛って②をかける。

●スパゲッティも工夫次第で腸にやさしく。

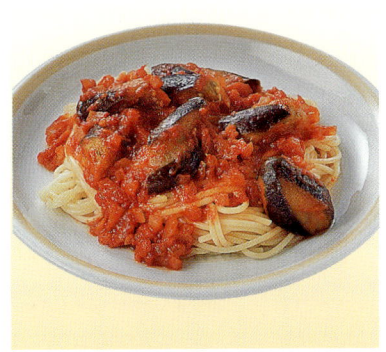

E(kcal)	P(g)	F(g)	食塩(g)
350	11.5	3.7	1.2

組合せ料理例

主食

釜めし

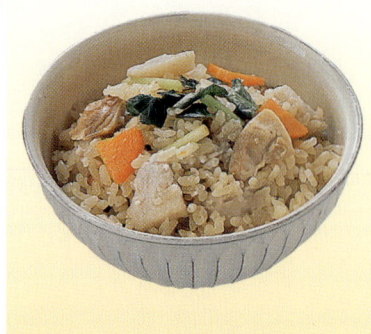

材料・分量（目安量）

米	70 g	根みつば	5 g
鶏肉（もも 皮なし）	30 g	だし汁	100 g
さといも	30 g	酒	3 g
にんじん	10 g	うすくちしょうゆ	10 g

作り方

① 米は洗ってざるに上げ30分程度置く。
② 鶏肉は1cm角に切り，さといもは5mm幅のいちょう切りに，にんじんは3mm幅のいちょう切りにする。みつばは1cm幅に切っておく。
③ 炊飯器に米と材料，調味料と分量のだし汁を入れ炊飯する。

E(kcal)	P(g)	F(g)	食塩(g)
317	11.4	1.8	1.8

●軟らかくなる野菜・いも類と低脂肪の鶏肉で胃腸の負担を軽くします。

マカロニグラタン

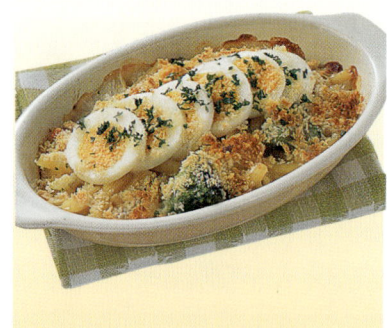

材料・分量（目安量）

マカロニ	20 g	スキムミルク	20 g
たまねぎ	20 g	水	100 g
にんじん	10 g	パン粉	10 g
ブロッコリー	30 g	塩	1 g
卵	50 g	粉チーズ	3 g
固形コンソメ	1 g	パセリ	1 g

作り方

① たまねぎは3×1cm幅の短冊に，にんじんも短冊に切っておく。パセリはみじん切りにして水にさらしておく。
② マカロニ，ブロッコリーはゆで，卵もゆでて殻をむき輪切りにしておく。
③ 鍋に水100gと固形コンソメをを入れ，たまねぎ，にんじんを煮て，やわらかくなったらブロッコリーを入れる。
④ ③にスキムミルクを水少量で溶いて加え，パン粉の半量と塩を入れて煮る。
⑤ グラタン皿に④を盛り，卵を飾り，残りのパン粉，粉チーズを振りオーブントースターでこんがり焼く。焼きあがったらパセリを散らす。

E(kcal)	P(g)	F(g)	食塩(g)
298	20.0	7.6	2.2

●工夫次第で低脂肪，消化のよいグラタンに。

たまご入りチキンライス

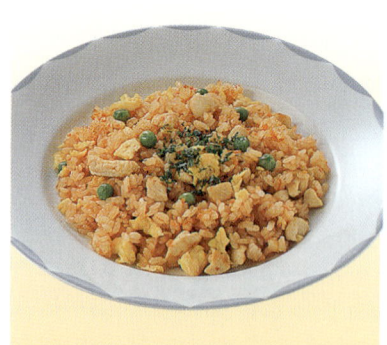

材料・分量（目安量）

ごはん	150 g	グリンピース（生）	10 g
鶏肉（ささ身）	30 g	卵	25 g
にんじん	10 g	塩	0.5 g
たまねぎ	30 g	ケチャップ	15 g
油	2 g	パセリ	1 g

作り方

① ささ身は筋を取り，小さく切る。たまねぎ，にんじんはみじん切りにする。グリンピースはやわらかくゆでておく。
② 卵はテフロン加工のフライパンでいりたまごにする。
③ テフロン加工のフライパンに油を引き温め，鶏肉，たまねぎ，にんじんを炒め，塩，ケチャップで味つけし，ごはん，いりたまご，グリンピースを加え，均一に炒める。
④ 器に盛ってパセリを添える。

E(kcal)	P(g)	F(g)	食塩(g)
382	15.1	5.4	1.1

●調理の工夫で炒め物も低脂肪に。

焼きうどん

材料・分量（目安量）

ゆでうどん	200 g	油	3 g
豚肉（もも 赤肉）	40 g	濃厚ソース	10 g
キャベツ	50 g	塩	0.5 g
にんじん	10 g	花かつお	3 g
たまねぎ	30 g		

作り方
① キャベツ，にんじん，たまねぎは太めのせん切りにする。
② 豚肉は1cm幅に切っておく。
③ うどんはさっと湯通ししておく。
④ フライパンに油を入れ火にかけ，②を炒めて，①を加えてさらに炒める。
⑤ ソースを加えて均一に混ぜ，塩で味を調える。器に盛り，花かつおを振る。

●一品でたんぱく質，炭水化物，ビタミン類がとれます。

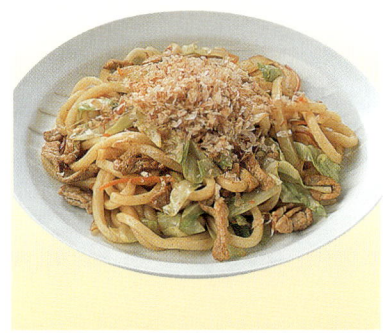

E(kcal)	P(g)	F(g)	食塩(g)
345	17.3	6.2	1.7

たまごとじうどん

材料・分量（目安量）

ゆでうどん	200 g	卵	50 g
はくさい	40 g	だし汁	200 g
かまぼこ	20 g	みりん	3 g
しゅんぎく	20 g	うすくちしょうゆ	10 g

作り方
① はくさいは1cm幅に切り，かまぼこは薄切りにして1cm幅に切る。しゅんぎくはゆでて小さく切る。
② だし汁にはくさいを入れ，やわらかくなったらみりん，うすくちしょうゆで調味する。
③ さらに，かまぼこを入れ，さっと煮たらしゅんぎくを加え，卵でとじる。
④ うどんを湯で温め，水をきり，器に入れ，③をかける。

●軟らかく煮込んで，からだも温まります。

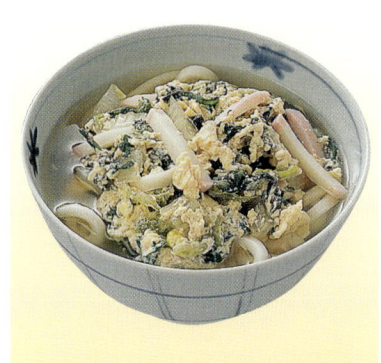

E(kcal)	P(g)	F(g)	食塩(g)
331	15.7	6.2	3.1

ちらしそうめん

材料・分量（目安量）

そうめん（乾）	70 g	えび	20 g	だし汁	50 g
（ゆでて約170g）		かぼちゃ（西洋）	20 g	しょうゆ	5 g
卵	25 g	きゅうり	20 g	塩	1 g
鶏肉（ささ身）	20 g	トマト	20 g	みりん	2 g
酒	2 g				

作り方
① そうめんはゆでて，水洗いした後に水きりをしておく。
② 卵は割りほぐし，テフロン加工のフライパンでいりたまごにしておく。
③ ささ身は酒を振り，蒸してから細くさいておく。
④ えびは塩ゆでし，殻をむく。かぼちゃは皮とわたを取り，せん切りにした後さっとゆでておく。
⑤ きゅうりは斜め切りにしてからせん切りにする。
⑥ トマトは輪切りの薄切りにする。
⑦ だし汁と調味料をさっと煮てめんつゆを作り，冷ます。
⑧ そうめんを皿に盛り，②〜⑥の具を彩りよくのせ，めんつゆを回しかける。

●胃腸の負担を軽くする工夫をした冷めんです。

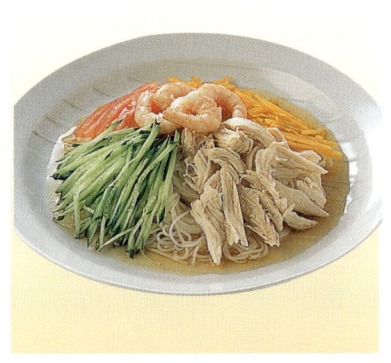

E(kcal)	P(g)	F(g)	食塩(g)
327	18.6	3.6	2.3

組合せ料理例

組合せ料理例

汁

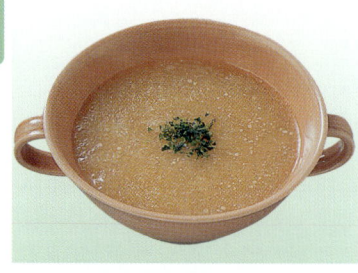

E(kcal)	P(g)	F(g)	食塩(g)
38	1.6	0.2	2.2

かぶとやまいものスープ

材料・分量（目安量）

かぶ	40 g	水	100 g
ながいも	30 g	うすくちしょうゆ	8 g
固形コンソメ	2 g	あおのり	0.5 g

作り方
① ながいもとかぶは皮をむいてすりおろし合わせる。
② 鍋に水と固形コンソメを入れ，うすくちしょうゆで味をつける。煮立ってきたら①を入れひと煮立ちさせる。
③ 器に盛り，あおのり粉をを振る。

● さっと作れて，からだもポカポカ温まります。

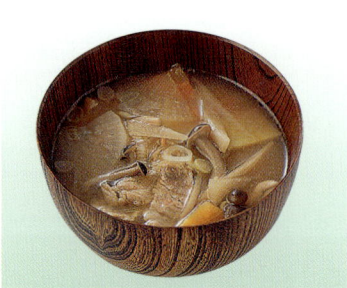

E(kcal)	P(g)	F(g)	食塩(g)
114	6.4	3.9	1.8

とん汁

材料・分量（目安量）

豚肉（かた脂身つき）	20 g	だいこん	20 g	長ねぎ	3 g	だし汁	180 g
		ごぼう	15 g	しめじ	10 g	赤みそ	12 g
にんじん	10 g	さつまいも	20 g				

作り方
① 豚肉の薄切りを一口大に切っておく。
② にんじん，だいこんは5 mm厚さのいちょう切りにする。
③ ごぼうはささがきにし，さつまいもは2 cm角に切って，それぞれ水にさらす。
④ ねぎは小口切りにし，しめじは小房に分ける。
⑤ だし汁を火にかけ，煮立ったら①を加え，再沸騰後②③を入れ，やわらかくなったら，しめじを加え，みそで味つけし，ねぎを入れて火を止める。

● 食物繊維と脂肪がとれて，腸がスッキリと。

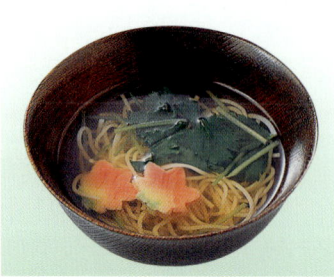

E(kcal)	P(g)	F(g)	食塩(g)
30	1.8	0.1	1.5

にゅうめん汁

材料・分量（目安量）

そうめん（乾）	5 g	うすくちしょうゆ	7 g
根みつば	3 g	だし汁	150 g
花ふ（生）	3 g		

作り方
① そうめんはゆでて，よく水洗いしざるに上げておく。
② みつばは3 cm長さに切る。
③ だし汁を火にかけ，煮立ったらうすくちしょうゆで味つけし，花ふを煮て，みつばを加え火を止める。
④ ①を椀に入れ，③を注ぐ。

● 手軽にできる清し汁です。

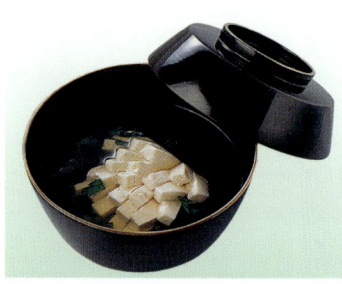

E(kcal)	P(g)	F(g)	食塩(g)
30	2.9	1.2	1.3

菊花汁

材料・分量（目安量）

絹ごし豆腐	40 g	うすくちしょうゆ	7 g
しゅんぎく	5 g	だし汁	150 g

作り方
① 豆腐はゆでて菊花に切る。
② しゅんぎくはゆでて，適当な長さに切る。
③ だし汁を火にかけ，煮立ってきたらうすくちしょうゆで味つけする。
④ 椀に①と②を盛り，③を注ぐ。

● 豆腐の切り方をていねいにして，プロのような一品に。

いわしのつみれ汁

材料・分量（目安量）

いわし	20 g	A { 酒	1 g	だいこん	20 g
長ねぎ	5 g	塩	0.1 g	根みつば	3 g
かたくり粉	2 g	しょうゆ	1 g	うすくちしょうゆ	7 g
しょうが	1 g			だし汁	150 g

作り方

① ねぎはみじん切りに，しょうがはしぼり汁を取る。だいこんは短冊に切る。
② いわしは頭とはらわた，背・皮を取り，みじん切りにしてすり鉢でよくする。Aと①のねぎとしょうが，かたくり粉を加えよく練り，丸める。
③ 鍋にだし汁を入れ，煮立ったらうすくちしょうゆで味つけし，だいこんと②を加え煮る。みつばを加え火を止め，椀に盛る。

●いわしの脂肪は免疫力を高め，炎症を抑えます。

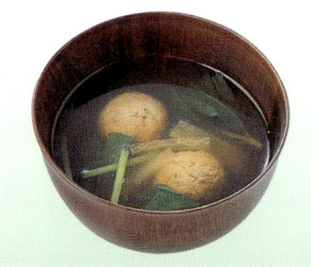

E(kcal)	P(g)	F(g)	食塩(g)
64	5.1	2.8	1.6

ワンタンスープ

材料・分量（目安量）

はくさい	10 g	にら	3 g
鶏肉（ささ身）	10 g	中華だし	100 g
うすくちしょうゆ	1 g	うすくちしょうゆ	6 g
ワンタンの皮	6 g（3枚）		

作り方

① はくさいはゆでてみじん切りにし，水気をよくしぼる。
② ささ身はミンチにし①を混ぜ，うすくちしょうゆを加え味つけする。
③ ②を三等分し，ワンタンの皮で包む。
④ 中華だしを火にかけ煮立ったら③を入れ，うすくちしょうゆで味を調え，5mm幅に切ったにらを加え，火を止める。

●脂肪を控えた中華料理です。

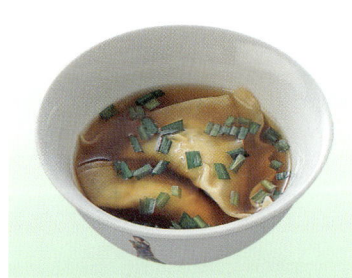

E(kcal)	P(g)	F(g)	食塩(g)
37	4.1	0.2	1.2

しめたまごの清し汁

材料・分量（目安量）

卵	25 g	うすくちしょうゆ	7 g
にんじん	10 g	だし汁	150 g
根みつば	3 g		

作り方

① 卵は溶きほぐし，たっぷりの煮立たせた湯の中に回し入れ，ざるに敷いたぬれ布巾の上に移し直径2cmの円柱形にまとめ，巻きすで巻いて水気を軽くしぼり，適当に切る。
② にんじんは薄く切り，花型で抜きゆでる。みつばはゆで2cm幅に切る。
③ だし汁を火にかけ煮立ったらうすくちしょうゆで味つけし，椀に①，②を盛り，汁を注ぐ。

●ひと手間かけて，いつもの材料でごちそうになります。

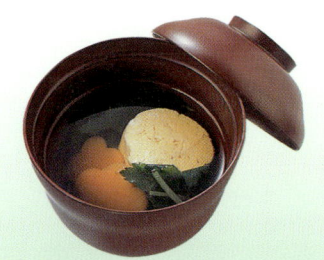

E(kcal)	P(g)	F(g)	食塩(g)
49	4.0	2.6	1.4

はるさめスープ

材料・分量（目安量）

はるさめ	8 g	中華だし	100 g
チンゲンサイ	20 g	うすくちしょうゆ	7 g

作り方

① はるさめはゆでてよく水洗いしてざるに上げ水気をきる。
② チンゲンサイは5mm幅に切る。
③ 中華だしを火にかけ，煮立ってきたら①，②を加えうすくちしょうゆで味つけする。

●簡単にできるスープです。

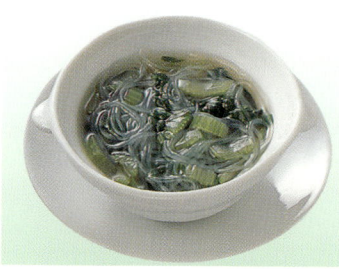

E(kcal)	P(g)	F(g)	食塩(g)
36	1.3	0.0	1.2

組合せ料理例

組合せ料理例

主菜

おひょうのすり身とやまいものふわふわ煮

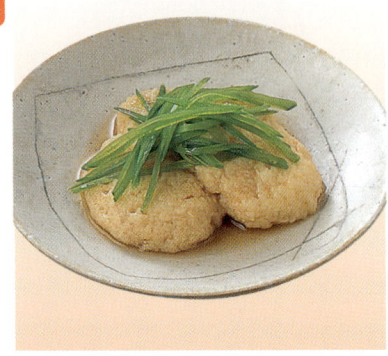

材料・分量（目安量）

おひょう	50 g	みりん	2 g
やまといも	50 g	砂糖	1 g
卵	15 g	うすくちしょうゆ	8 g
だし汁	50 g	さやえんどう	10 g
酒	2 g		

作り方

① おひょうはミキサーにかけ，すり身にする。さやえんどうはせん切りにしてゆでる。
② やまといもは皮を取り，すりおろし，①と溶き卵を加え，よく混ぜる。
③ 鍋にだし汁と調味料を入れ火にかける。煮立ってきたら②をスプーンですくって煮る。
④ 器に盛り，さやえんどうを上に添える。

●消化しやすいメニューです。病後の食事開始の初期から食べられます。

E(kcal)	P(g)	F(g)	食塩(g)
154	15.0	2.5	1.5

豆腐のかにあんかけ

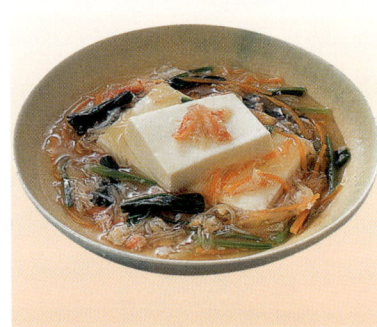

材料・分量（目安量）

絹ごし豆腐	100 g	みりん	2 g
ずわいがに（水煮缶詰）	20 g	砂糖	1 g
だいこん	20 g	うすくちしょうゆ	5 g
にんじん	10 g	だし汁	50 g
ほうれんそう	20 g	かたくり粉	2 g

作り方

① かにはほぐしておく。だいこん，にんじんはせん切りにする。ほうれんそうはゆでて2cm幅に切る。
② 豆腐はだし汁（分量外）で煮てざるにあげておく。
③ 鍋に分量のだし汁と調味料を入れ火にかけ，だいこん，にんじんをやわらかく煮る。
④ かにとほうれんそうを加え，煮立ってきたら水溶きかたくり粉を回し入れとろみをつけ，器に盛った豆腐にかける。

●かにを使うことで，簡単なレシピでも豪華に。

E(kcal)	P(g)	F(g)	食塩(g)
101	9.2	3.2	1.2

豆腐ハンバーグ

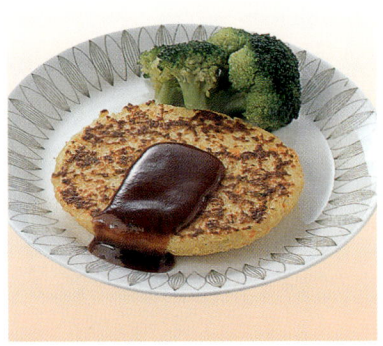

材料・分量（目安量）

木綿豆腐	50 g	パン粉	15 g	A｛ウスターソース	15 g
たまねぎ	15 g	塩	0.5 g	ブロッコリー	30 g
にんじん	5 g	A｛酒	5 g	塩	0.3 g
鶏肉（ささ身）	30 g	水	10 g		
卵	8 g	ケチャップ	15 g		

作り方

① 豆腐は30秒から1分レンジにかけ水きりする。
② たまねぎ，にんじんは適当にスライスする。
③ ブロッコリーは小房に分け，塩ゆでしておく。
④ ささ身は筋を取り，フードプロセッサーで①②，卵とよく混ぜる。
⑤ ④をボウルに入れ，パン粉，塩を加え，よくこね，小判型にまとめる。
⑥ テフロン加工のフライパンを火にかけ，⑤を入れ，両面こんがり焼き，器に盛る。
⑦ ⑥のフライパンにAを合わせたれをつくり，豆腐ハンバーグにかけ，③のブロッコリーを添える。

●豆腐を加えると胃腸にやさしくなります。

E(kcal)	P(g)	F(g)	食塩(g)
194	15.3	4.4	2.8

さわらのおろし煮

材料・分量（目安量）

さわら	60 g	だいこん	50 g
だし汁	50 g	さやえんどう	8 g
みりん	2 g		
砂糖	1 g		
しょうゆ	5 g		

作り方
① だいこんはすりおろしておく。
② さやえんどうは筋を取り，やわらかくゆでておく。
③ 鍋にだし汁と調味料を入れ，火にかけ，煮立ってきたらさわらを入れる。
④ さわらに火が通ったら，だいこんおろしを加え，3分程度煮る。
⑤ 器に盛り，煮汁をかけ，さやえんどうをせん切りにして添える。

● だいこんおろしで消化をさらによくします。

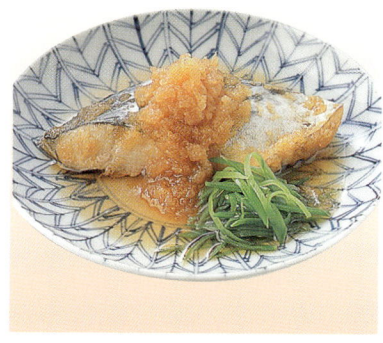

E(kcal)	P(g)	F(g)	食塩(g)
131	13.0	5.9	0.9

かきと豆腐のみそ煮

材料・分量（目安量）

かき	60 g	昆布だし	100 g
絹ごし豆腐	50 g	みそ	15 g
はくさい	50 g	酒	2 g
にんじん	20 g	みりん	3 g
しゅんぎく	30 g		

作り方
① かきはきれいに洗い水気をきっておく（だいこんおろしで洗うとよい）。
② 豆腐は1/3に切り，はくさいは一口大に，にんじんは花形に切る。
③ しゅんぎくは食べやすい大きさに切っておく。
④ 鍋にだし汁と調味料を入れ火にかけ，はくさい，にんじんを入れる。やわらかくなったら豆腐とかきを加える。
⑤ かきに火が通ったらしゅんぎくを入れ，ひと煮立ちしたら火を止め，器に盛る。

● かきはみそと味の相性がいいです。

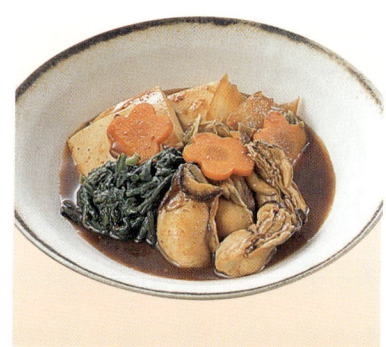

E(kcal)	P(g)	F(g)	食塩(g)
127	9.6	3.4	2.9

たいのマリネ風

材料・分量（目安量）

たい	60 g	きゅうり	20 g
酒	2 g	にんじん	10 g
塩	0.5 g	A｛酢	6 g
小麦粉	6 g	油	3 g
レタス	20 g	塩	0.5 g

作り方
① たいは，酒，塩を振りかけておく。
② レタス，きゅうりはせん切りにし，にんじんはせん切りにしてゆでておく。
③ ①に小麦粉をまぶし，180℃のオーブンで15分ほど焼く。途中で一度はけで小麦粉の白い部分に水を塗る。
④ Aを泡立て器でよく撹拌し，②を入れよく混ぜる。
⑤ ③のたいを，④の野菜に浸けて味をなじませる。
⑥ ⑤を彩りよく盛る。

● さっぱりとしていて，食欲のないときでも食べられます。

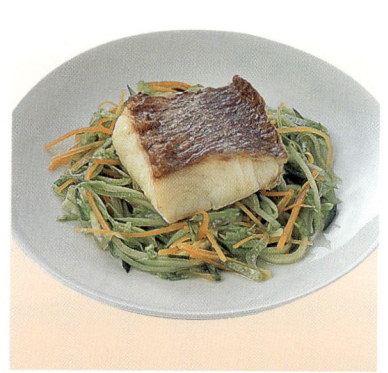

E(kcal)	P(g)	F(g)	食塩(g)
147	13.2	6.6	1.1

組合せ料理例

主菜

すずきのみそかけ

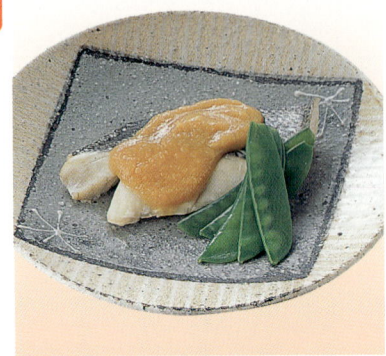

材料・分量（目安量）

すずき	60 g	みそ	10 g
酒	2 g	砂糖	2 g
だし汁	5 g	酒	2 g
		さやえんどう	10 g

作り方
① すずきは酒を振りかけて，蒸し器で15分ほど蒸す。
② 鍋にだし汁と調味料を入れ，混ぜ合わせた後，弱火にかけよく練る。
③ さやえんどうは筋を取りやわらかく煮ておく。
④ 器に①を盛り，②をかけ，さやえんどうを添える。

E(kcal)	P(g)	F(g)	食塩(g)
109	13.5	3.1	1.4

● みそかけをすることで，味にこくを出します。

高野豆腐の炊き合わせ

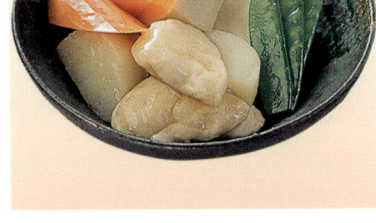

材料・分量（目安量）

凍り豆腐	9 g（1/2枚）	A 砂糖	3 g
鶏肉（ささ身）	30 g	うすくちしょうゆ	2 g
かたくり粉	4 g	だし汁	30 g
ながいも	50 g	B 砂糖	3 g
にんじん	15 g	うすくちしょうゆ	6 g
さやえんどう	10 g	だし汁	50 g

作り方
① 凍り豆腐は水で戻し，水気をきって食べやすい大きさに切り，Aで煮る。
② にんじんは乱切りに，ながいもは1cm厚さの半月切りにしてBで煮る。
③ ささ身は筋を取り，そぎ切りにして，かたくり粉をつけ②の後に煮る。
④ さやえんどうは筋を取り，ゆでておく。
⑤ それぞれを器に盛り合わせる。

E(kcal)	P(g)	F(g)	食塩(g)
163	13.5	3.4	1.5

● ささ身にかたくり粉をつけて食べやすく。

さといもと貝柱のくず煮

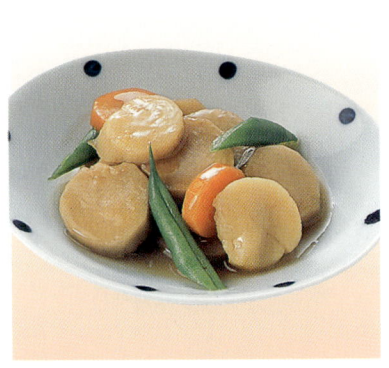

材料・分量（目安量）

ほたてがい（貝柱）	30 g	だし汁	60 g
さといも	60 g	みりん	2 g
にんじん	20 g	うすくちしょうゆ	8 g
さやいんげん	6 g	かたくり粉	2 g

作り方
① ほたては1/2厚さに切る。さといもとにんじんは5〜6mmの輪切りにする。
② さやいんげんは筋を取り斜めに切り，ゆでておく。
③ 鍋にだし汁，調味料とさといも，にんじんを入れやわらかく煮て，ほたてを加え火が通るまでさらに煮る。
④ 水溶きかたくり粉でとろみをつけ，器に盛り，さやいんげんを散らす。

E(kcal)	P(g)	F(g)	食塩(g)
90	7.1	0.1	1.5

● くず煮にすることでうま味をより引き出せます。

かじきまぐろのピカタ

材料・分量（目安量）

かじきまぐろ（めかじき）	60 g	砂糖	1 g
塩	0.5 g	塩	0.2 g
小麦粉	6 g	ブロッコリー	30 g
卵	15 g	塩	0.3 g
にんじん	20 g	レモン	10 g

作り方

① 卵は割りほぐしておく。
② にんじんはシャトー切りにして砂糖と塩で甘煮にする。
③ ブロッコリーは小房に分け塩でゆでておく。レモンはくし形に切る。
④ かじきまぐろに塩をして小麦粉をまぶし、卵をくぐらせ、テフロン加工のフライパンで焼く。
⑤ 器に④を盛り、レモンを飾り、にんじん甘煮とブロッコリーを添える。

●ピカタは洋風でも低脂肪の料理です。

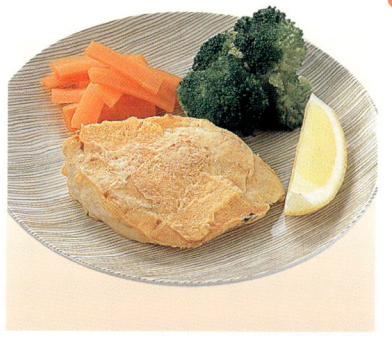

E(kcal)	P(g)	F(g)	食塩(g)
156	14.8	5.9	1.2

ささ身のチーズフライ風

材料・分量（目安量）

鶏肉（ささ身）	40 g	卵	6 g
塩	0.4 g	パン粉	10 g
とろけるチーズ	12 g	レタス	20 g
小麦粉	6 g	トマト	30 g

作り方

① パン粉はフライパンできつね色になるまでいっておく。
② レタスは一口大にちぎり水に漬けておく。トマトはくし形に切る。
③ ささ身は筋を取り、塩を振り、縦に観音開きにしてとろけるチーズを入れる。
④ ささ身を元の形にし、小麦粉、卵、①のパン粉をつけ、180℃のオーブンで15分ほど焼く。

●脂肪の少なさをとろけるチーズでカバーします。

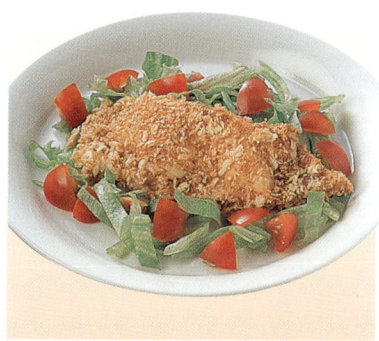

E(kcal)	P(g)	F(g)	食塩(g)
159	14.9	4.9	0.9

焼きツナコロッケ

材料・分量（目安量）

じゃがいも	60 g	卵	6 g
たまねぎ	20 g	パン粉	10 g
にんじん	10 g	キャベツ	30 g
ツナ（水煮缶詰）	15 g	パセリ	1 g
塩	0.6 g	ケチャップ	10 g
小麦粉	6 g		

作り方

① パン粉はフライパンできつね色になるまでいっておく。
② じゃがいもは1cm厚さに切ってゆでてつぶしておく。
③ たまねぎ、にんじんはみじん切りにして、テフロン加工のフライパンで炒める。ツナは水気をきっておく。
④ ②に③を混ぜ、塩で味つけし、小判型にまとめる。
⑤ ④に小麦粉、卵、①のパン粉をつけ、200℃のオーブンで10分ほどこげめがつくように焼く。せん切りキャベツを添え、ケチャップをかける。

●揚げ物が食べたいときにおすすめのコロッケです。

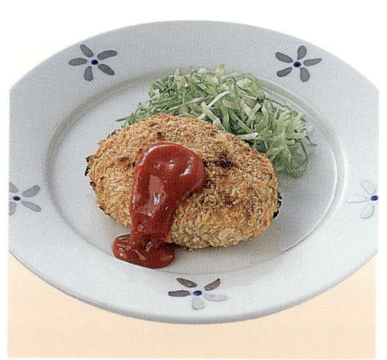

E(kcal)	P(g)	F(g)	食塩(g)
155	6.9	1.7	1.2

組合せ料理例

組合せ料理例

主菜

おとしたまごの野菜あんかけ

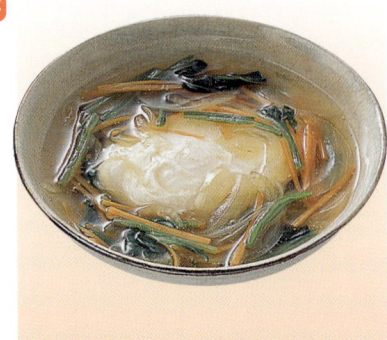

材料・分量（目安量）

卵	50 g	だし汁	100 g
酢	（少量）	うすくちしょうゆ	10 g
ほうれんそう	30 g	みりん	3 g
にんじん	10 g	かたくり粉	2 g
たまねぎ	20 g		

作り方
① ほうれんそうはゆでて3cm長さに切る。
② にんじん，たまねぎはせん切りにする。
③ 鍋にだし汁と調味料を入れ，火にかけ②を入れて煮る。
④ ①を加え，煮立ったら水溶きかたくり粉を回し入れとろみをつける。
⑤ 別の鍋で沸騰した湯に酢を少々入れ，割っておいた卵をくずれないように入れ，おとしたまごを作る。
⑥ ⑤を器に盛って④のあんかけをかける。

●手軽にできる胃腸にやさしいメニューです。

E(kcal)	P(g)	F(g)	食塩(g)
114	8.0	5.3	1.9

ポトフ

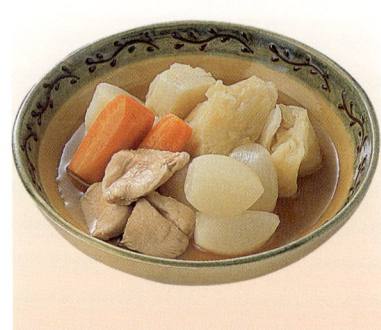

材料・分量（目安量）

じゃがいも	60 g	固形コンソメ	2 g
にんじん	30 g	水	200 g
かぶ	60 g	塩	1 g
キャベツ	50 g	うすくちしょうゆ	3 g
鶏肉（むね　皮なし）	40 g		

作り方
① じゃがいも，にんじん，かぶは大きめに切る。キャベツも大きめに切る。
② 鍋に固形コンソメ，水を入れ，煮立ったら，食べやすい大きさに切った鶏肉を入れる。
③ 再び煮立ったらじゃがいも，にんじん，かぶ，キャベツを入れ，塩とうすくちしょうゆで味を調えて，弱火で煮込む。

●じっくり煮込むとそれぞれの食材のうま味が増します。

E(kcal)	P(g)	F(g)	食塩(g)
130	11.4	0.9	2.4

ざくろ豆腐

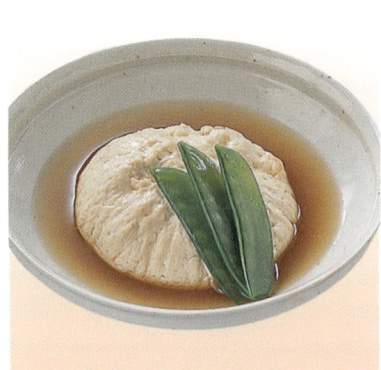

材料・分量（目安量）

木綿豆腐	150 g		だし汁	100 g
しばえび（こえび）	20 g	B	塩	0.5 g
ぎんなん（ゆで）	20 g		しょうゆ	5 g
A 酒	2 g		さやえんどう	10 g
塩	0.8 g			

作り方
① 豆腐はざるに敷いた布巾の上に置き，よく水気をきり，しぼる。
② しばえび（こえび）は粗く刻む。
③ ①②とぎんなん，Aをよく混ぜ合わせ，ラップで茶巾のように包んで強火で15～20分蒸す。
④ Bを煮立て，かけ汁をつくる。
⑤ さやえんどうは筋を取り，ゆでる。
⑥ 器に③を盛り，かけ汁をかけ，さやえんどうを添える。

●いつもの豆腐を工夫して，食欲増進を。

E(kcal)	P(g)	F(g)	食塩(g)
169	15.5	6.7	2.2

じゃがいもの含め煮

副菜

材料・分量（目安量）

じゃがいも	20 g	砂糖	3 g
たまねぎ	20 g	しょうゆ	5 g
		だし汁	50 g

作り方
① じゃがいもは2cm角に切り，たまねぎは1cm幅に切る。
② 鍋にだし汁，調味料を入れ，やわらかく煮る。

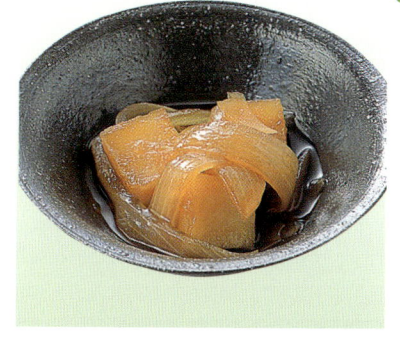

● あと一品に困ったときに簡単に作れます。

E(kcal)	P(g)	F(g)	食塩(g)
39	1.1	0.0	0.8

そぼろ煮

材料・分量（目安量）

鶏肉（むね ひき肉）	20 g	砂糖	3 g
さといも	60 g	しょうゆ	5 g
にんじん	15 g	だし汁	50 g

作り方
① さといもは一口大に切る。にんじんは小さめの乱切りにする。
② 鍋にだし汁，調味料を入れ火にかけ，煮立ってきたら，鶏肉をほぐしながら入れ，そぼろになるように菜箸で混ぜる。
③ 肉がそぼろ状になったら，①を加えやわらかく煮る。

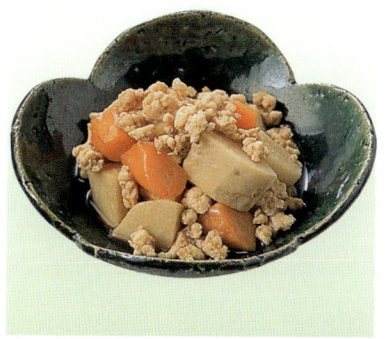

● 鶏肉で味にこくを出します。

E(kcal)	P(g)	F(g)	食塩(g)
79	6.1	0.4	1.0

切干しだいこんとひじきの煮物

材料・分量（目安量）

切干しだいこん	6 g	油揚げ	8 g
ひじき	3 g	砂糖	3 g
えのきたけ	20 g	しょうゆ	6 g
にんじん	15 g	だし汁	50 g

作り方
① 切干しだいこんとひじきはそれぞれ水で戻し，水洗いしておく。切干しだいこんは2cm幅に切る。
② えのきたけは2cm幅に切り，にんじんは2cm長さの短冊に切る。
③ 油揚げは熱湯をかけ油抜きをする。
④ 鍋にだし汁と①を入れ5分程度中火で煮る。
⑤ ②③を加えさらに3分位煮て，砂糖，しょうゆの順に味つけする。
⑥ 弱火で汁がなくなるまで煮る。

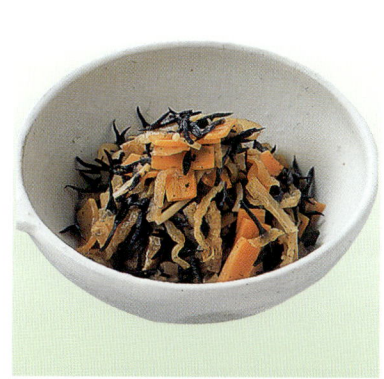

● 食物繊維の補給で便秘の改善に。

E(kcal)	P(g)	F(g)	食塩(g)
79	3.4	2.8	1.1

組合せ料理例

副菜

五目豆

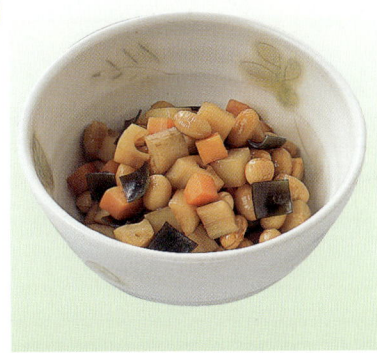

材料・分量（目安量）

だいず（水煮缶詰）	40 g	こんにゃく	20 g
早煮昆布	2 g	だし汁	50 g
にんじん	10 g	砂糖	4 g
ごぼう	20 g	しょうゆ	8 g
れんこん	20 g		

作り方
① だいず水煮は水気をきっておく。早煮昆布は水で戻し，1cm角に切っておく。
② にんじん，ごぼう，れんこんはそれぞれ1cm角に切って，ごぼう，れんこんは水に漬けておく。こんにゃくは水洗いし1cm角に切っておく。
③ 鍋にだし汁と①②を入れ火にかけ，15分ほど煮る。砂糖を加え，2分位してしょうゆを加え，弱火で汁がなくなるまで煮る。

E(kcal)	P(g)	F(g)	食塩(g)
112	7.0	2.8	1.6

●常備菜として作っておくと，朝食やお弁当に利用できます。

野菜のたまごとじ

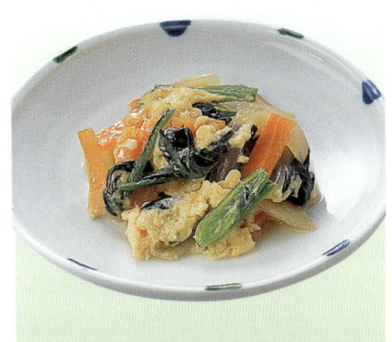

材料・分量（目安量）

たまねぎ	20 g	砂糖	3 g
にんじん	10 g	うすくちしょうゆ	6 g
ほうれんそう	20 g	だし汁	50 g
卵	25 g		

作り方
① たまねぎ，にんじんは3cm長さの短冊に切る。
② ほうれんそうはゆでて，3cm長さに切る。
③ 卵は割りほぐしておく。
④ 鍋にだし汁，調味料と①を入れ，やわらかく煮る。
⑤ さらにほうれんそうを加え，再沸騰してきたら，弱火にして，卵を流し入れる。

E(kcal)	P(g)	F(g)	食塩(g)
69	4.3	2.7	1.1

●季節の野菜でいろいろなアレンジができます。

さといものみそ煮

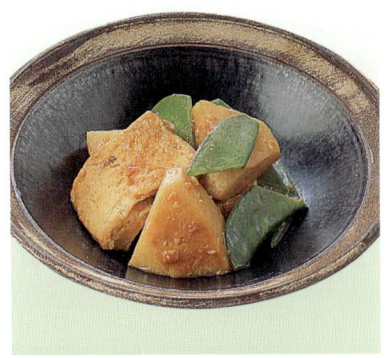

材料・分量（目安量）

さといも	40 g	みそ	10 g
焼き豆腐	30 g	砂糖	3 g
さやえんどう	10 g	だし汁	50 g

作り方
① さといもは乱切りにする。焼き豆腐は食べやすい大きさに切る。
② さやえんどうは筋を取り，半分に斜め切りにしてやわらかめにゆでる。
③ 鍋にだし汁，調味料と①を入れ，やわらかく煮る。器に盛り，さやえんどうを添える。

E(kcal)	P(g)	F(g)	食塩(g)
85	4.7	2.4	1.3

●いつもと一味違う味わいですが，相性ピッタリ。

むきなすのみそ煮

材料・分量（目安量）

なす	70 g	西京みそ	10 g
万能ねぎ	3 g	砂糖	2 g
		だし汁	50 g

作り方
① なすは皮をむき，長さ3cm位の大きめの拍子切りにし，水に漬けておく。
② ねぎは小さく小口に切る。
③ 鍋にだし汁を煮立て，調味料と①を入れ中火で，なすがやわらかくなるまで煮る。
④ 器に盛って，ねぎを飾る。

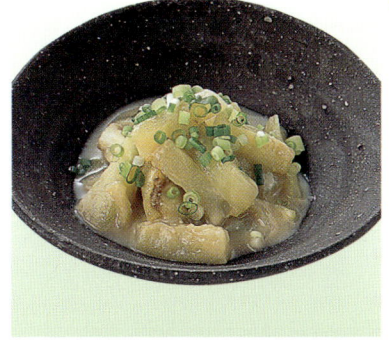

●なすは皮をむいて舌ざわりよく。見た目も変わります。

E(kcal)	P(g)	F(g)	食塩(g)
47	2.0	0.4	0.7

野菜のキッシュ風

材料・分量（目安量）

ブロッコリー	20 g	卵	25 g
カリフラワー	20 g	塩	0.5 g
にんじん	10 g	低脂肪牛乳	10 g

作り方
① ブロッコリー，カリフラワーは小房に分け，ゆでておく。
② にんじんは1cm角に切り，ゆでておく。
③ 卵は割りほぐし，低脂肪牛乳を加え，塩で味を調える。
④ 耐熱容器に①②をきれいに並べ，③を流し入れ，180℃のオーブンで10～15分煮る。

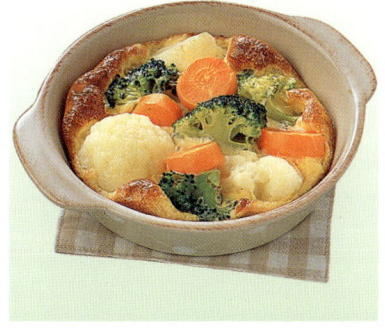

●卵と野菜を一皿でとれます。忙しいときに便利です。

E(kcal)	P(g)	F(g)	食塩(g)
58	5.0	2.8	0.6

だいこんの梅肉和え

材料・分量（目安量）

だいこん	50 g	梅びしお	3 g
きゅうり	20 g	みりん	2 g
鶏肉（ささ身）	15 g	しょうゆ	2 g

作り方
① だいこん，きゅうりはせん切りにしておく。
② ささ身は蒸して，細く割いておく。
③ 梅びしおは調味料と和えておく。
④ ①②を混ぜ合わせ，器に盛って③をかける。

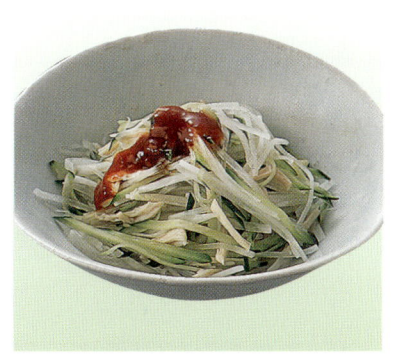

●さっぱりとして食欲のないときにおすすめです。

E(kcal)	P(g)	F(g)	食塩(g)
40	4.0	0.2	0.5

組合せ料理例

副菜

カリフラワーのゆずみそ和え

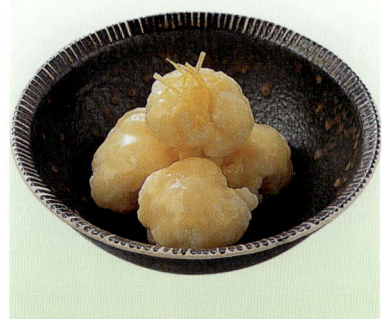

材料・分量（目安量）

カリフラワー	60 g	酒	2 g
西京みそ	5 g	砂糖	2 g
みそ	5 g	だし汁	10 g
ゆず	5 g		

作り方
① カリフラワーは小房に分け，ゆでておく。
② ゆずは飾り用のせん切りを残し，皮をすりおろし，汁をしぼる。
③ 合わせみそ，ゆず，酒，砂糖，だし汁を合わせ，①を和える。
④ 器に盛ってせん切りにしたゆずを飾る。

E(kcal)	P(g)	F(g)	食塩(g)
49	3.0	0.5	0.9

● ゆずの香りがおいしさを増します。

中華サラダ

材料・分量（目安量）

はるさめ	10 g	ごま油	1 g
きゅうり	20 g	酢	6 g
トマト	20 g	しょうゆ	4 g
		白ごま	1 g

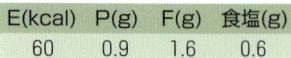

作り方
① はるさめはゆでて水で冷まし，3 cm長さに切っておく。
② きゅうりは斜めに薄く切って，それをせん切りにする。トマトは湯むきし，種を取り，せん切りにする。
③ 白ごまをよくすって，ごま油，調味料と混ぜ合わせたれを作り，①②を和える。

E(kcal)	P(g)	F(g)	食塩(g)
60	0.9	1.6	0.6

● ごま油の香りは食欲増進に効果があります。

変わりきんぴら

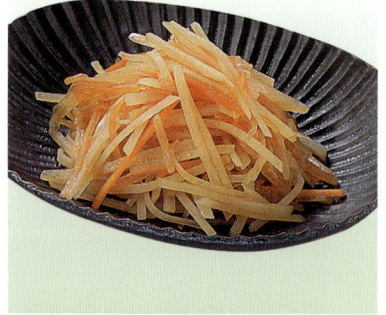

材料・分量（目安量）

じゃがいも	40 g	油	2 g
だいこん	40 g	だし汁	50 g
にんじん	10 g	砂糖	2 g
		しょうゆ	5 g

作り方
① じゃがいも，だいこん，にんじんはせん切りにする。
② 鍋に油を入れ，火にかけ①を加え，さっと炒める。
③ だし汁，砂糖，しょうゆを加え，汁気がなくなるまで煮る。

E(kcal)	P(g)	F(g)	食塩(g)
72	1.5	2.1	0.8

● きんぴらの材料を変えて，胃腸にやさしく。

口腔食道疾患，胃腸疾患

かぼちゃようかん

材料・分量（目安量）

かぼちゃ（西洋）	50 g	砂糖	12 g
粉寒天	0.5 g	塩	0.1 g
水	60 g		

作り方
① かぼちゃは皮を取り，1cm厚さに切って蒸し，熱いうちに裏ごしする。
② 寒天は分量外の水に浸し，かたくしぼってちぎり，分量の水を加えて火にかける。
③ 寒天が溶けたら砂糖を加え，1～2分煮る。
④ ③に①を少しずつ加えながら混ぜ，塩を加えてさらに混ぜ，流し缶に入れ冷やし固める。

● 間食でもしっかりとビタミンをとりましょう。

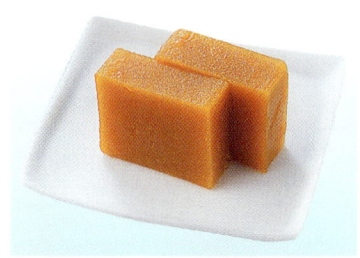

E(kcal)	P(g)	F(g)	食塩(g)
92	1.0	0.2	0.1

スイートポテト

材料・分量（目安量）

さつまいも	60 g	バニラエッセンス	（少々）
牛乳	5 g	卵黄	2 g
砂糖	6 g	水	5 g
バター	3 g		

作り方
① さつまいもは皮を厚めにむいて，水にさらしておく。水気をきり，やわらかく蒸し，熱いうちに裏ごしする。
② 鍋に①を入れ，牛乳，砂糖，バターを加えてよく練る。
③ 楕円形のホイルに形よく入れ，卵黄を溶いてはけで塗り，200℃のオーブンで8分位焼いてきれいな焼き色をつける。

● バター，砂糖を控えてあっさり味に。

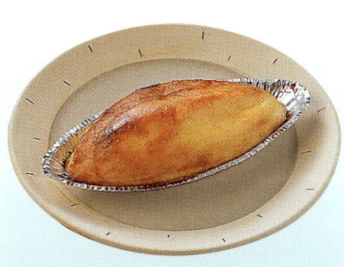

E(kcal)	P(g)	F(g)	食塩(g)
136	1.2	3.4	0.1

フルーツ白玉

材料・分量（目安量）

白玉粉	30 g	いちご	20 g	砂糖	12 g
水	30 g	キウイ	20 g	水	50 g

作り方
① 白玉粉に水30gを少しずつ加えながらこね，耳たぶ位の固さになったら，小さめのだんごにまとめる。
② お湯をたっぷり沸かし，①を入れ，浮き上がってきたら1分置いて水に取り，ざるに上げる。
③ キウイ，いちごは食べやすい大きさに切る。
④ 砂糖，水50gを鍋に入れ沸騰させ，ボウルに水を張った中に入れ粗熱を取り，①②③を入れて冷蔵庫で冷やす。

● 和風のスイーツとして人気の一品です。

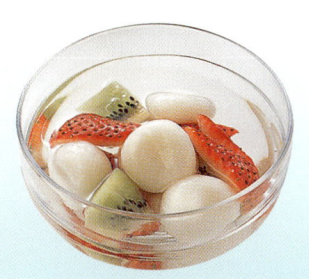

E(kcal)	P(g)	F(g)	食塩(g)
174	2.3	0.3	0.0

フレンチトースト

材料・分量（目安量）

食パン	40 g	低脂肪牛乳	30 g
卵	25 g	砂糖	2 g

作り方
① 食パンはみみを落とし4つに切る。
② 卵を割りほぐし，低脂肪牛乳，砂糖を加えてよく混ぜ，①を浸す。
③ テフロン加工のフライパンで②を両面こんがり焼く。

● 低脂肪牛乳とテフロン加工のフライパンで，脂肪を少なくおいしく作ります。

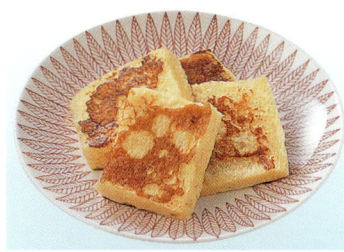

E(kcal)	P(g)	F(g)	食塩(g)
165	7.9	4.6	0.7

組合せ料理例

デザート・間食

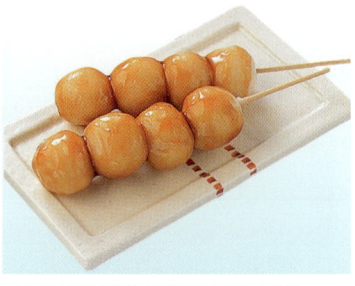

E(kcal)	P(g)	F(g)	食塩(g)
242	4.2	0.6	0.9

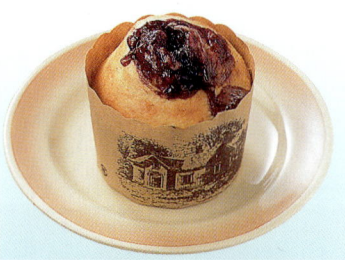

E(kcal)	P(g)	F(g)	食塩(g)
181	4.4	2.3	0.2

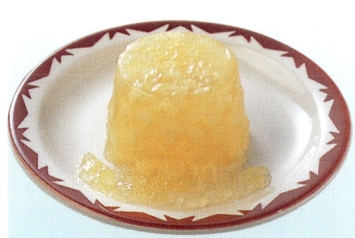

E(kcal)	P(g)	F(g)	食塩(g)
85	2.0	0.1	0.0

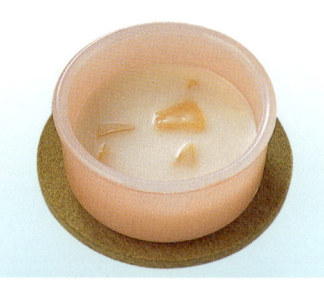

E(kcal)	P(g)	F(g)	食塩(g)
96	4.0	0.1	0.1

くし団子

材料・分量（目安量）

上新粉	30 g	白玉粉	30 g	A	しょうゆ	6 g
熱湯	25 g	水	25 g		砂糖 4 g, 水	7.5 g
					かたくり粉	1 g

作り方
① 上新粉に熱湯を注いで，耳たぶくらいの固さにこねる。
② 白玉粉に水を少しずつ加えながらこね，耳たぶ位の固さになったら①と混ぜ合わせる。
③ 鍋にAを入れ火にかけ，とろみがつくまで混ぜ，たれを作る。
④ ②を1人分8個に丸め，ゆでて浮き上がったらさらに1分加熱する。
⑤ 4個ずつ串に刺してたれをからめる。
●エネルギー補給に効果的な間食です。

バナナ蒸しパン

材料・分量（目安量）

バナナ	25 g	卵	17 g
レモン・果汁	2 g	小麦粉	25 g
砂糖	8 g	ベーキングパウダー	1 g
		ブルーベリージャム	5 g

作り方
① バナナはフォークでつぶし，レモン汁と砂糖を加えながら，さらにペースト状になるまでつぶしながら混ぜる。
② 小麦粉とベーキングパウダーを合わせてふるいにかける。
③ 卵を泡立て，①を泡をつぶさないように混ぜ，②を加えてさっくり混ぜる。
④ カップケーキ型に入れ，ブルーベリージャムをのせて，180℃のオーブンで25分位焼く。串で刺し，串に生地がついてこなければ出来上がり。
●ほんのりしたバナナの香りとブルーベリーの彩りがきいた一品。

アップルゼリー

材料・分量（目安量）

りんご	50 g	水	10 g
砂糖	3 g	りんごジャム	8 g
レモン・果汁	1 g	りんご100％ジュース	50 g
ゼラチン	2 g		

作り方
① りんごは皮と芯を除き，1cm角に切り，砂糖，レモン汁を加えて火にかけ，やわらかくなるまで煮る。
② ゼラチンは分量の水でふやかし，湯煎して溶かす。
③ 半量のジャムをジュースでのばし②を加え，とろみがついたら①を入れ，型に入れて冷やし固める。型から取り出して器に盛り，残りのジャムをかける。
●りんごは胃腸の調子を整えます。

ヨーグルトゼリー

材料・分量（目安量）

ゼラチン	2 g	砂糖	10 g
水	10 g	もも（缶詰）	20 g
低脂肪ヨーグルト	50 g		

作り方
① ももは，粗みじんに切っておく。
② ゼラチンは分量の水でふやかし，湯煎して溶かす。
③ ヨーグルトに②と砂糖を加えてよく混ぜ，とろみがついたら①を加え，型に入れて冷やし固める。
●ヨーグルトには，整腸作用があります。

術前術後

術前術後の医学 — 62
医師：田中　明（女子栄養大学）

栄養食事療法 — 66
管理栄養士：中西靖子（大妻女子大学）

食事計画｜献立例 — 72
管理栄養士：中西靖子（大妻女子大学）

組合せ料理例 — 93
管理栄養士：中西靖子（大妻女子大学）

術前術後の医学

I. 術前術後の概要

❶ 消化管手術

　低栄養状態での手術は，術後の回復が遅く，合併症の発症頻度が増加します。したがって，術前の適切な栄養状態の評価と積極的な栄養状態の改善が重要です。術後合併症には呼吸器（無気肺[*1]，肺炎，肺水腫），循環器（循環血漿量不足による循環不全），消化器（肝障害，縫合不全），腎・泌尿器（急性腎不全，排尿困難），血管（深部静脈血栓症[*2]，肺塞栓症[*3]）などの合併症があります。

1．食道切除術
　主に食道がんが適応です。食道がんは嚥下障害などにより経口摂取量が減少するために，術前の栄養障害が多く見られます。

2．胃切除術
　主に胃がんが適応です。潰瘍は大量出血，幽門狭窄，穿孔などの合併症を生じた場合に適応となります。胃切除術には残胃と十二指腸を端々（直接）吻合するビルロートⅠ法と残胃と空腸を端側吻合するビルロートⅡ法がありますが，通常は，食物通過路が生理的であるⅠ法が選択されます。

3．胃切除後症候群
　胃切除による残胃の狭小化と胃から腸への食物の通過が速くなることなどが原因で生じる疾患です。

❶ 早期ダンピング症候群
　胃から腸への急激な食物の移動は腸の急激な機械的拡張を起こします。また，胃液で十分に混和されない高浸透圧の食物が腸に移動するため腸管内に水分が流入して，さらに腸を拡張し，循環血液量の減少を生じます。これらの刺激が自律神経の反応を起こし，血圧低下，冷汗，動悸，めまい，失神，顔面蒼白，全身脱力感などの症状を起こします。これらの症状は食後30分以内の早期に出現します。

❷ 後期ダンピング症候群（食後低血糖症候群）
　胃から腸への急激な食物の移動は急速な高血糖を生じます。高血糖は膵からのインスリン過剰分泌を引き起こし，その後に低血糖発作を生じ，脱力感，冷汗，動悸，めまい，振戦，意識障害などの症状が出現します。これらの症状は食後1〜3時間に見られます。

❸ 輸入脚症候群
　ビルロートⅡ法で再建した場合には腸管の末端部は盲端となるため，胆汁，膵液などが貯留，胃に逆流して嘔吐などを起こします。

[*1] 気道内分泌物や凝血塊により気管支が閉塞され，その末梢部の肺に空気が消失する状態。

[*2] 静脈に血栓が生じる状態で，浮腫や痛みを生じる。

[*3] 深部静脈血栓症に起因して，血栓が肺動脈を閉塞した状態で，突然の呼吸困難と胸痛が起こる。

4 骨代謝障害

ビタミンDやカルシウムの吸収障害が起こり，骨粗鬆症，骨軟化症を生じます。

5 貧血

胃酸の不足により鉄吸収が障害され，鉄欠乏性貧血を生じます。ビタミンB_{12}の吸収には胃酸，ペプシン*4，胃内因子*5が必要ですが，欠如するために悪性貧血を生じます。

4．大腸切除術

悪性腫瘍，クローン病，潰瘍性大腸炎などが適応です。食生活の欧米化に伴いこれらの疾患は増加し，大腸手術は増加しています。

❷ 熱傷

1．熱傷とは

体表に加えられた熱による組織損傷で，局所の発赤，疼痛，浮腫などを生じ，皮膚および粘膜の生理機能が失われます。原因は火炎のみでなく，熱湯や高温の物質への接触，高圧電流による電撃傷，火炎に伴う有毒ガス吸引による気道熱傷，化学物質による皮膚の損傷などがあります。

2．熱傷の病態

重症熱傷の急性期ではストレスにより全身の血管透過性が亢進し，水分が血管外に漏出して全身の浮腫を生じます。熱傷部位からも水分，たんぱく質の漏出が起こります。その結果，循環血漿量の減少（脱水）と低たんぱく血症，血液の濃縮・溶血を生じます。低たんぱく血症はさらに水分の血管外への漏出を促進します。また，循環血液量の減少は血圧低下および腎血流量低下を生じ，ショック状態や腎不全を起こします。

熱傷では播種性血管内凝固症候群（DIC）*6が生じやすく，全身の出血傾向を起こします。消化管運動が減弱し，麻痺性イレウスを生じます。また，しばしば急性の胃十二指腸潰瘍（カーリング潰瘍）を生じます。気道熱傷では，喉頭浮腫による窒息や気道狭窄による低酸素血症を生じます。

熱傷2日目ごろから，血管外に漏出した水分は血管内に戻り，循環血漿量は増加し，尿量は増加します。循環血漿量の過剰の増加は心不全や肺水腫を起こしやすくします。

3．熱傷の深さ

1度，2度，3度に分類されます。皮膚は体表から表皮，真皮からなり，さらに皮下組織があります。1度は表皮に限局した熱傷で，一過性の皮膚の発赤と疼痛を生じ，瘢痕を残さず治癒します。2度は真皮まで損傷が及びますが，毛囊，汗腺は残存します。発赤，疼痛に加え水泡を生じ，瘢痕を残します。3度は表皮・真皮の皮膚全層および皮下組織が損傷され，皮膚は死

*4 胃主細胞から分泌される消化酵素。たんぱく質をペプトンにする。

*5 胃壁細胞から分泌される物質で，ビタミンB_{12}吸収に必要である。キャッスル内因子ともいう。

*6 血管内での血液凝固が亢進し，多数の小血栓が形成するために，血液凝固に必要な血小板や血液凝固因子が著しく消費されてしまい出血傾向が現れる状態。熱傷，敗血症，悪性腫瘍，産科疾患でよく見られる。

減し，植皮を必要とします。

4．熱傷の広さ

2度および3度熱傷の熱傷面積の体表面積に対する％で示します。成人では9の法則[*7]を使用します。

5．熱傷の重症度の判定

熱傷の広さと深さにより判定します。熱傷指数＝2度熱傷面積(%)×1／2＋3度熱傷面積(%)を計算して，10～15以上は重症と判定され，全身管理を必要とします。そのほかに，年齢を考慮した重症度＝熱傷指数(%)＋年齢があり，100以上では予後不良，70以上では適切な全身管理により生存可能と判定されます。

Ⅱ. 術前術後の検査と診断

❶ 術前管理

全身状態を把握するために，問診・診察を行うほかに，胸部X線検査，心電図，血液検査（赤血球数，白血球数，血小板数，肝機能，腎機能，血清電解質など），尿検査などを行います。

栄養評価としては，エネルギー，たんぱく質摂取状況などの食生活状況，身長，体重，標準体重比[*8]，％上腕三頭筋皮脂厚[*9]，％上腕筋囲[*10]などの身体測定，アルブミン，プレアルブミン[*11]，トランスフェリン[*12]，ヘモグロビン，レチノール結合たんぱく質[*13]，末梢リンパ球数[*14]などの血液検査，3-メチルヒスチジン[*15]，クレアチニン，尿素窒素（BUN）などの尿検査，および遅延型皮膚過敏反応[*16]などを行います。

❷ 術後管理

呼吸管理では胸部X線検査，動脈血中の酸素分圧，二酸化炭素分圧などを測定します。循環管理では血圧，脈拍，心電図，尿量，中心静脈圧などを測定します。輸液管理では血中電解質，尿量，中心静脈圧などを測定します。

栄養管理では下痢，便秘，嘔吐，浮腫，発熱などの状況，消化・吸収障害の有無，輸液，栄養剤，食事からの栄養摂取状況を確認し，身体測定，血液検査などを行います。

[*7] 体表面積の割合は，頭部，胸部，背部，右上肢，左上肢，腹部，腰部，右下肢前部，右下肢後部，左下肢前部，左下肢後部がそれぞれ9％，陰部が1％として，熱傷の広さを判定する。

[*8] 同じ身長の標準体重と測定体重の比率。

[*9] 上腕三頭筋部の皮脂厚を測定し，標準に対する％を示す。

[*10] 皮脂厚を除いた上腕筋囲を推定する。上腕囲＝3.14×上腕三頭筋皮脂厚を計算し，標準値に対する％で示す。

[*11] 栄養状態を反映する。

[*12] ヘモグロビン，鉄代謝に重要で，栄養状態を反映する。

[*13] たんぱく質栄養状態の指標。

[*14] 免疫能を見る栄養指標。

[*15] 筋繊維たんぱく質の構成アミノ酸で，骨格筋に存在する。筋肉の異化や栄養状態を示す。

[*16] ツベルクリン反応などで，免疫能を見る栄養指標。

Ⅲ. 術前術後の治療

❶ 消化管手術

1．術前管理

全身疾患がある場合や術前検査で異常が見つかった場合には，その対策を行います。糖尿病はインスリン療法に切り替えて良好な血糖コントロールにしておきます。低栄養状態で経口摂取が不十分の場合は，積極的に経腸，経静脈栄養法で栄養状態を改善します。

2．術後管理

呼吸抑制では酸素吸入，循環管理では輸液による水分・電解質バランスの調整と循環血漿量・尿量の維持，昇圧剤・降圧剤投与による適正な血圧維持を行います。栄養管理では，早期は絶飲食にして経静脈栄養，排ガスを確認した後成分栄養剤を開始，合併症がなければ水分，流動食，分かゆ食と経口摂取を進めていきます。

❷ ダンピング症候群の治療

食事は少量を頻回に摂取します。ゆっくりした食事，食後の横臥も有効です。低血糖発作は糖質摂取により回復します。

❸ 熱傷の治療

全身療法としては，まず，救急疾患として気道の確保，静脈路の確保を行います。尿量測定のために尿道カテーテルを留置します。次に，熱傷面積と体重を考慮して輸液量を決め，初めの8時間に1/2，次の8時間に1/4，次の8時間に1/4量を投与します。熱傷は播種性血管内凝固症候群を起こしやすいので，血小板数の減少，血液凝固因子に注意し，必要に応じてヘパリンなどを投与します。また，感染の合併を考えて抗生剤を投与します。

局所療法としては，受傷直後は大量の水道水をかけて冷却します。2度熱傷では水疱内の液体を穿刺吸引し水疱膜を残し，水疱膜が破れた場合は抗生剤含有軟膏を塗布します。3度熱傷では植皮を行います。

栄養食事療法

Ⅰ．栄養食事療法の考え方

❶ 栄養食事療法の目的と考え方

消化器外科疾患の術前の栄養状態（PEM：たんぱく質・エネルギー栄養障害）は術後の回復の良し悪しにかかわるので，Buzbyの予後判定指数や小野寺の指数が用いられています[*1]。手術侵襲に対応できる体力と栄養状態が改善されるまで手術は行われません。そのために経口摂取可能な場合は高エネルギー・高たんぱく質の栄養食事療法，経口摂取不可能な場合は経腸栄養[*2]（EN），経腸栄養で障害のある場合は経静脈栄養（TPN，PPN）などの栄養補給法が実施されます。

術後の栄養食事療法の目的は創傷治癒の促進です。術式，手術の範囲により栄養食事療法は異なりますので，ケースカンファレンスに出席し主治医や担当看護師と連携を図り，対象者の病態と栄養状態を十分に把握した上で栄養食事療法を進めます。医療機関によってはスタンダードな術後食やクリニカルパスで進める場合もありますが，症状・病変によっては変更することもありますので，常に病状や喫食状況をみることが栄養食事療法を進める上で大切になります。

重要なことは経口摂取が可能となった時期の食形態と食事量です。術後の栄養管理で流動食から軟菜食の三分がゆ食・五分がゆ食へ移行するときに，摂取量と食べ方に注意します。七分がゆ食・全がゆまで進み，術後の食事量が順調に回復すればQOLの向上につながります。

1．必要なエネルギー量

必要エネルギー量は基礎代謝量をもとに算出します。基礎代謝量の算出にはHarris-Benedict（ハリス・ベネディクト）の式（表1），日本人の体重のみを用いた基礎代謝の推定式（第6次改定日本人の栄養所要量），間接熱量測定法などがあります。

これらの基礎代謝量にストレス係数，生活活動係数（表2）を掛けて必要エネルギー量を算出します。

2．たんぱく質の必要量

術前のエネルギー不足・たんぱく質不足・ストレス，術後の手術の侵襲・ストレスでは体たんぱく質代謝回転が亢進し消耗するため，窒素バランス（nitrogen balance：窒素出納）は負になります。血漿たんぱく質，臓器たんぱく質，骨格筋たんぱく質を評価し，体たんぱく質の需要増加によりたんぱく質の必要量を調整します。過剰摂取しても蓄積されず排泄されますので，摂取エネルギー比率の15～20％で良質のたんぱく質を摂取します。

[*1] 予後を推測するためにBuzbyの予後判定指数（PNI：prognostic nutritional index）算出のために血清アルブミン（Alb），血清トランスフェリン（TFN），PPD皮内反応（DH）の臨床検査と上腕三頭筋部皮下脂肪厚（TSF）から対象者のリスクを把握する。本邦では小野寺らのnutritional surgical risk index（NSRI）＝10×Alb（g/dl）＋0.005×末梢リンパ球数（/mm³）の予測式と判定法 high risk＜40，low risk＞45が用いられている。身長・体重の身体計測から理想体重比（％IBW），健常時体重比（％UBW），体重減少率，上腕筋周囲（AMC）などの体重の変化から栄養状態を把握する。

[*2] 経腸栄養剤 p.134参照。

表1　Harris-Benedict（ハリス・ベネディクト）の式

男性	BEE＝66.47＋13.75×体重（kg）＋5.00×身長（cm）－6.76×年齢（歳）
女性	BEE＝655.1＋9.56×体重（kg）＋1.85×身長（cm）－4.68×年齢（歳）

簡易式	男性　14.1×体重（kg）＋620
	女性　10.8×体重（kg）＋620

表2　ストレス係数と生活活動係数

	状態	適応例	係数
手術	軽度	胆管切除	1.2
	中等度	胃亜全摘，大腸切除	1.4
	高度	胃全摘，胆管切除	1.6
	超高度	膵頭十二指腸切除・肝切除	1.8
発熱	36℃から1℃上昇ごとに0.2増加		1.2
ADL日常生活活動	寝たきり		1.0～1.1
	ベッド上安静		1.2
	日常生活自立	洗面などでベッドから離れる程度	1.3
	低い	1日2時間程度の歩行や立位活動	1.5
	普通	1日2時間程度の歩行や筋肉活動	1.75

日本病態栄養学会編：病態栄養ガイドブック（メディカルレビュー社）より一部改変

表3　たんぱく質必要量（目安量）

健常成人	1.0	g/kg
病弱者安定期	1.2～1.6	g/kg
低栄養	1.5	g/kg
手術侵襲期	1.5～2.0	g/kg

3．炭水化物・糖質の必要量

　糖質の必要量は1日の総エネルギーの50～70％が推奨されています。グルコースをエネルギーとしている脳・赤血球・神経組織などに1日100gの糖質が必要ですが，糖質での過剰摂取は術後のダンピング症候群とトリグリセリド高値に関与しますので，とり過ぎに注意します。

4．その他の栄養素

　脂質はエネルギー比率20％以下にならないようにします。中鎖脂肪酸は門脈から直接吸収されます。n-3系多価不飽和脂肪酸はコレステロールやトリグリセリドを抑制する働きがあります。

　ビタミンB_1は高エネルギー・高糖質摂取時には不足しないように摂取します。その他，ビタミン・ミネラルの投与，電解質管理を行います。

❷ 胃切除術後の栄養食事療法

1．摂取量と食事回数

　胃亜全摘，胃全摘では，小胃症状が強く，1食の食事摂取量が減少し，エネルギー・たんぱく質・微量栄養素などの確保が難しくなります。必要栄養量確保のために少量頻回食（5～6回食）にします。

2．食形態

　食事は流動食から開始し，三分がゆ食・五分がゆ食・七分がゆ食・全がゆ食に移行していきますが，主菜・副菜ともに消化の良い食品と調理方法の選択がポイントです。少量をゆっくり唾液と混ぜ合わせよく咀嚼してから，消化管へ送り，吻合部位での食物の通過障害を予防します。

3．ダンピング症候群の対策

　胃全摘，幽門側胃切除後では食後20～30分後に，冷汗，動悸，脱力感，腹痛，下痢などの症状が起こる早期ダンピング症候群と食後2～3時間後に脱力感，めまい，冷汗などの症状を起こす後期ダンピング症候群があります。

　早期ダンピング症候群は急速に高浸透圧の食物が空腸の腸粘膜を刺激するために起きます。この対策は高浸透圧になりやすい糖質類を抑え，たんぱく質や脂質を多くします。糖質主体の流動食は急速に小腸に入るためダンピング症状を起こしやすので注意します。

　後期ダンピング症候群は急激な空腸への糖質の移動によりインスリン過剰分泌となり低血糖を起こしますので，早期ダンピング症候群と同じように糖質類を抑えた食事とします。低血糖対策としては80～160 kcalくらいの炭水化物を主体とした間食を準備します。

4．逆流性食道炎の対策

　噴門側胃切除術，食道側胃切除術がありますが胃全摘出後では機能が失われるため消化液（腸液・胆汁・膵液など）が逆流し食道粘膜が炎症を起こします。対策は食後軽く散歩などをして食道への逆流を抑えることです。

5．全がゆ・常食軟菜の栄養食事療法

　体重の減少の有無を確認しながら，貧血・骨代謝障害の栄養食事療法の見直しをします。胃酸不足による鉄吸収障害により鉄欠乏性貧血，胃全摘では胃酸・ペプシン・胃内因子（キャッスル内因子）の欠乏によりビタミンB_{12}の吸収障害が起こり，術後3～5年後に悪性貧血（巨赤芽球性貧血）が生じます。鉄欠乏性貧血の栄養食事療法は，ヘム鉄の多い食品（肉，魚などの動物性食品）をビタミンCや食酢・酸味のある食品とともに摂取します。

　胃酸の減酸によるカルシウムの吸収障害により，骨粗鬆症・骨軟化症が起こりやすくなります。ビタミンDやカルシウムの多い食品を摂取することも大切です。

Ⅱ. 栄養基準（栄養補給）

表4　術前の栄養基準

エネルギー（kcal）	たんぱく質（g／kg）	脂質（エネルギー比%）
30〜40	1.5〜2.0	20〜25

表5　胃全摘術後の栄養基準

術後日数	エネルギー（kcal／kg）	たんぱく質（g／kg）	脂質（g／kg）	水分（ml）
1	15	1.0	0	1,500
2・3	30	1.5〜2.0	0.6	2,000
4〜7	40	1.5〜2.0	0.6	2,000
8〜11	40	2.0	0.8〜1.2	2,500〜3,000
12以降	30〜35	1.5	1.0	2,000

表6　胃亜全摘術後の栄養基準

術後日数	エネルギー（kcal／kg）	たんぱく質（g／kg）	脂質（g／kg）	水分（ml）
1	15	0.6	0	2,200
2・3	20	0.6	0.4	2,400
4・5	20〜30	0.6〜1.3	0.7〜1.0	2,400〜2,700
6・7	40	1.3〜1.5	1.0〜1.2	2,200〜3,000
8	30〜35	1.5〜2.0	1.3	2,400
9以降	30〜35	1.5	1.0	2,000

3日までは絶食　9日目以降は食事のみ
武藤輝一他：胃腸の手術後の新しい食事療法（同文書院）1985，一部改変

Ⅲ. 栄養食事指療法の進め方

　創傷治癒と回復が目的ですから，少量で栄養価の高い食品の選択と物理的・化学的刺激を避けた調理方法の工夫をします。術後の絶食時は経静脈栄養・経腸栄養での栄養補給が実施され徐々に，経口摂取へ移行します。

Ⅳ. 食事計画（献立）の立て方

❶ 献立の立て方

1．流動食
　絶食後の流動食は，おもゆ，くず湯，和風汁物（清し汁，うすいみそ汁など），野菜スープ，コンソメスープと甘みと酸味を抑えたジュース類などで，量と彩りにも配慮します。対象者の摂取状態を把握しながら，増量とポタージュスープタイプ（とろみは小麦粉・くず粉・かたくり粉・コーンスターチなど）やたんぱく源の卵・豆腐・白身魚などのすり流しを追加していきます。

2．三分がゆ食・五分がゆ食
　軟食の開始では，基本的には残渣と脂質の少ない食材を選択して，軟らか煮，蒸し物といった調理方法と量を工夫します。牛乳類は飲料として献立に組入れると悪心・嘔吐を起こすことがあるので注意します。料理の食風・味付け・彩りが単調にならないよう工夫します。

3．全がゆ食
　回復のための栄養量を確保するために，量と食品バランスに配慮して献立を作成します。
　不溶性食物繊維は消化吸収が悪いので，多くなりすぎないように注意します。新鮮な生野菜・果物は量に注意してとり入れます。

❷ 献立作成のポイント

　❶ 経静脈栄養から経口摂取移行時期は食品の選択，1回の食事量に注意します。少量頻回食を基本とします。
　❷ 消化吸収が良く，アミノ酸バランスの良いたんぱく質性食品（卵，白身魚，豆腐など）の選択と調理法に配慮します。
　❸ 脂質の多い食品や油料理は消化吸収が悪く下痢を起こしやすいので，量的に控えます。
　❹ 食欲不振時は個人の嗜好に配慮します。

Ⅴ. 栄養教育

　❶ 栄養障害対策
　長期にわたり十分に食事量がとれないとすべての栄養素の不足が生じます。エネルギー・たんぱく質・微量栄養素などの不足は体重減少・低栄養

（PEM），低アルブミン血症，低コレステロール血症，鉄欠乏性貧血を生じます。鉄欠乏性貧血は鉄含有量の多い消化吸収のよい動物性食品（たんぱく質も同時に摂取）を摂取するようにします。必要な栄養量が確保できない場合は，濃厚流動食（p.134参照）の摂取をすすめます。

- 食事から必要栄養量の摂取が難しい場合は，濃厚流動食などの栄養補助食品で補給します。
- カルシウムの吸収が悪くなるので栄養基準量よりも多く摂取するために，乳類からのカルシウム（牛乳・ヨーグルト・チーズ類）の摂取方法を工夫します。
- 巨赤芽球性貧血：胃術後は食事からのビタミンB_{12}の吸収が難しいので静注により補給します。

2 ダンピング症候群対策

1. 早期ダンピング症候群
   - 少量・頻回食にします。個人の負担にならない食事量を確認（重量）します。
   - たんぱく質，脂質，糖質（炭水化物）バランスに注意します。
   - 食事による浸透圧を下げるため，食事の水分量は摂取量の85〜90％にします。
2. 後期ダンピング症候群　高血糖後の低血糖に注意します。
   - 少量・頻回食，経過観察し，量を増やしていきます。摂取できれば1日3食可です。
   - 高血糖対策は1食の糖質（炭水化物）量（エネルギー比率は60％以下を基準），穀類ばかりの食事，甘い菓子，果物の摂取量に注意します。
   - 低血糖症状には，糖質（80 kcal位）の補給で様子を見ます。

3 下痢予防対策では，物理的・化学的刺激に注意します。

- 消化吸収のよい軟らかい食品と食形態に注意します。
- 冷たすぎる食品・食事は刺激になるので注意します。
- 一口の摂取量のとり方に注意し，十分に咀嚼をし，頻回食とします。
- 不溶性食物繊維をとりすぎないように注意します。水溶性食物繊維は積極的に摂取します。
- こい味付け，特に食塩（塩辛いもの）・糖質の使いすぎに注意します。基本的にうす味とします。また，脂肪の多い食品と油料理は控えます。
- 1食ごとにたんぱく質・脂質・糖質（炭水化物）・水分量のバランス（人体組成に近い数値）に注意します。
- 香辛料，特にとうがらしやこしょうなどは直接粘膜を刺激するので制限します。
- 精白米（ごはん・軟飯・全がゆなど）は下痢止めの食品になります。

4 定期的な体重の測定と栄養補給法の自己管理を支援します。
5 食欲不振対策として身体活動を増やすようすすめます。

食事計画｜献立例 1　　900 kcal

術後の負担を軽くするために6回食（少量・頻回食）

朝

献　立	1人分材料・分量（目安量）	作り方
おもゆ 主食	おもゆ 100 g	
みそ汁の 上澄み　汁	みそ 5 g だし汁 100 g	
茶碗蒸し くずあんかけ 主菜	卵 30 g だし汁 100 g 塩 0.6 g うすくちしょうゆ 1 g かたくり粉 0.5 g だし汁 30 g しょうゆ 2 g	① 卵を溶き，だし汁 100 g と塩，うすくちしょうゆを加え，器に入れ弱火で 10 分蒸す。 ② かたくり粉とだし汁 30 g としょうゆでくずを作る。 ③ 出来上がった茶碗蒸しにくずあんを張る。
甘みそ 副菜	みそ 4 g 砂糖 5 g	甘みそは常備食として作っておく。（みそ 80 g，砂糖 100 g を平鍋に入れ弱火で練り上げる）
りんご ジュース 飲み物	りんごジュース 100 g	

午前の間食

献　立	1人分材料・分量（目安量）	作り方
ゆず香りの くず湯	くず粉 8 g 砂糖 10 g 水 90 g ゆず（果皮）（少々） ゆず（果汁） 20 g	① ゆずの皮を少々おろしておく。 ② くず粉と砂糖と水を鍋に入れ，混ぜながら弱火で加熱する。透明になったらゆずの果汁とおろしたゆずの皮を入れ，ぶくぶくしたら出来上がり。

昼

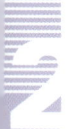

献　立	1人分材料・分量（目安量）	作り方
たまごおもゆ 主食	おもゆ 100 g 卵黄 20 g	① 卵黄を溶き，ぬるめのおもゆに入れ，よく混ぜ合わせ，鍋に移し弱火にかけ，クリーム状になるよう混ぜる。
野菜ミキサー スープ 汁	鳥がらだし 50 g かぶ 30 g ほうれんそう（葉先） 20 g 塩 0.5 g	① ほうれんそうは葉先をやわらかくゆでる。 ② かぶを鳥がらだしでやわらかく煮，ほうれんそうを加えミキサーにかける。鍋に戻し塩で味を調える。
豆腐の すり流し 主菜	絹ごし豆腐 50 g だし汁 50 g 塩 0.5 g しょうゆ 1 g	① 豆腐とだし汁はミキサーにかけ，鍋に移し，塩としょうゆで味を調える。
甘みそ 副菜	みそ 4 g 砂糖 5 g	
ぶどう ジュース 飲み物	ぶどうジュース 50 g	

術前術後

午後の間食

献立	1人分材料・分量（目安量）	作り方
ポタージュスープ	かぼちゃ（西洋）30g たまねぎ 30g クリームコーン（缶詰）20g 鳥がらだし 50g 塩 0.5g	① かぼちゃは皮をむき，一口大に切る。たまねぎは小口切りにする。 ② ①を鳥がらだしでやわらかくなるまで煮る。 ③ ②とスイートコーンをミキサーにかける。 ④ 鍋に戻し，温め，塩で味を調える。
ミックスジュース	メロン 30g りんご 30g みかんジュース 50g	① りんごは薄切りにし，みかんジュースに漬け込む。 ② 完熟メロンと①をミキサーにかける。

夕

献立	1人分材料・分量（目安量）	作り方
梅おもゆ（主食）	おもゆ 100g 梅びしお 3g	
ポタージュみそ汁（汁）	木綿豆腐 50g じゃがいも 30g たまねぎ 30g にんじん 30g だし汁 50g 赤みそ 8g	① 野菜は小口切りにし，だし汁を加え煮くずれるまでやわらかく煮る。 ② 豆腐を①に加え火が通ったら，ミキサーにかける。 ③ 鍋に戻し，再加熱し，みそを溶き入れる。
ひらめのすり流し（主菜）	ひらめ 40g だし汁 100g かたくり粉 5g 塩 0.3g しょうゆ 1g	① ひらめは水洗いし，沸騰しただし汁に入れ，火が通るまで煮る。ひらめを取り出し皮は除き，すり鉢にほぐし入れよくする。 ② すり鉢にだし汁を加え，混ぜ合わせたら，鍋に戻し，水溶きかたくり粉を加え，塩としょうゆで味を調える。
オレンジジュース（飲み物）	オレンジジュース 50g	
くず湯（デザート）	抹茶 1g くず粉 8g 水 100g + 15g 砂糖 10g	① 抹茶は湯で溶いておく。 ② くず粉に水と砂糖を加えよく溶かし，①を加え弱火で加熱する。

夜の間食

献立	1人分材料・分量（目安量）	作り方
ホットプリン	卵 25g　（カラメル） 砂糖 12.5g　砂糖 5g 牛乳 50g　水 2g 　　　　　熱湯 10g	① 卵はよくほぐし，砂糖，牛乳を加えよく混ぜ，ココット型に流し，弱火で蒸す。 ② カラメルは①の上にかける。ホットプリンでいただく（冷やしてもよい）。

1日の栄養量

	E(kcal)	水分(g)	P(g)	F(g)	C(g)	食塩(g)
朝	154	440.4	6.1	3.8	24.5	2.5
午前間食	70	19.6	0.1	0.0	18.2	0.0
昼	192	340.9	8.1	8.8	19.9	1.8
午後間食	107	211.1	2.4	0.4	25.0	0.7
夕	274	447.7	14.7	3.6	46.3	1.9
夜間食	138	62.9	4.7	4.5	19.8	0.2
計	936	1,522.5	36.2	21.2	153.6	7.0

P：F：C　P 15.5　F 20.4　C 64.1　％

ここがポイント

① 術後流動食は病状，摂食状況を把握し，食品選択と量に注意する。少量・頻回食とする。
② 乳製品は下痢を誘発するので使用しない。
③ 流動食開始時はコンソメ状とし，安定してきたらポタージュ状の残渣の少ない流動食にする。
④ 一口量は少量とし，唾液とよく混ぜて飲み込むように指導する。

食事計画 | 献立例 1　　900 kcal

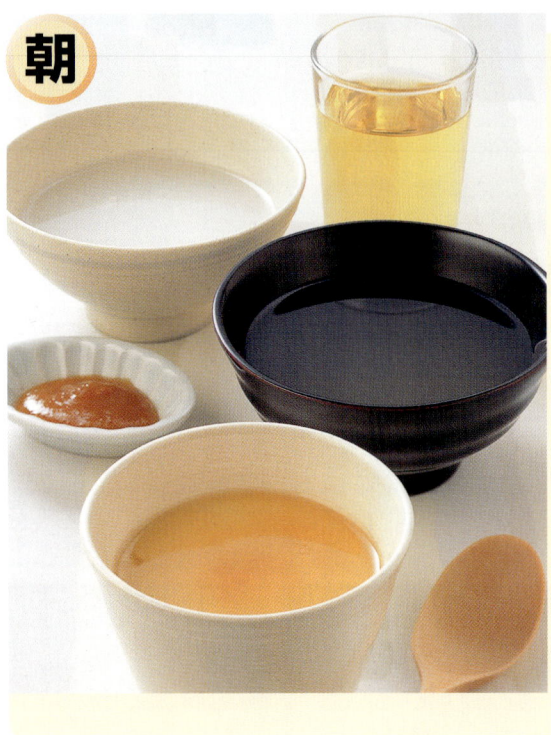

朝

●コンソメタイプ（さらさら）とポタージュタイプの流動食の1日の献立

主食	おもゆ
汁	みそ汁の上澄み
主菜	茶碗蒸しくずあんかけ
副菜	甘みそ　*variation* カスタードクリーム風梅びしお
飲み物	りんごジュース

	E(kcal)	P(g)	F(g)	食塩(g)
おもゆ	21	0.3	0.0	0.0
みそ汁の上澄み	12	0.9	0.3	0.7
茶碗蒸しくずあんかけ	52	4.3	3.1	1.3
甘みそ	27	0.5	0.2	0.5
りんごジュース	43	0.1	0.2	0.0

昼

●彩りよく，塩味と甘味を組合せた流動食

 主食　たまごおもゆ

 汁　野菜ミキサースープ　*variation* じゃがいものスープ

 主菜　豆腐のすり流し　*variation* 貝類のすり流し

 副菜　甘みそ　*variation* たいみそ

 飲み物　ぶどうジュース

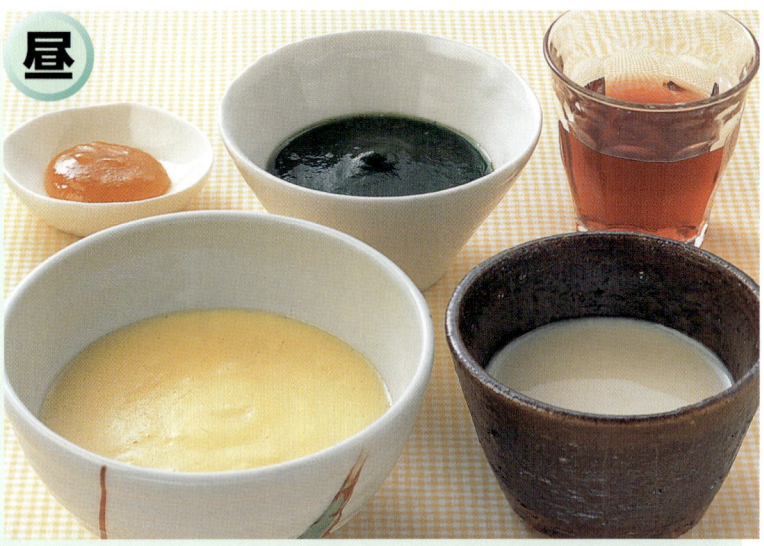

	E(kcal)	P(g)	F(g)	食塩(g)
たまごおもゆ	98	3.6	6.7	0.0
野菜ミキサースープ	14	1.2	0.2	0.5
豆腐のすり流し	30	2.7	1.5	0.7
甘みそ	27	0.5	0.2	0.5
ぶどうジュース	24	0.2	0.2	0.0

術前術後

● 朝，昼，夕と1食ごとに栄養量を増やした献立

主食	梅おもゆ
汁	ポタージュみそ汁 *variation* しじみの上澄みみそ汁
主菜	ひらめのすり流し *variation* 鶏肉のすり流し
飲み物	オレンジジュース
デザート	くず湯

	E(kcal)	P(g)	F(g)	食塩(g)
梅おもゆ	27	0.3	0.0	0.2
ポタージュみそ汁	96	5.4	2.7	1.1
ひらめのすり流し	60	8.4	0.8	0.6
オレンジジュース	21	0.4	0.1	0.0
くず湯	69	0.3	0.1	0.0

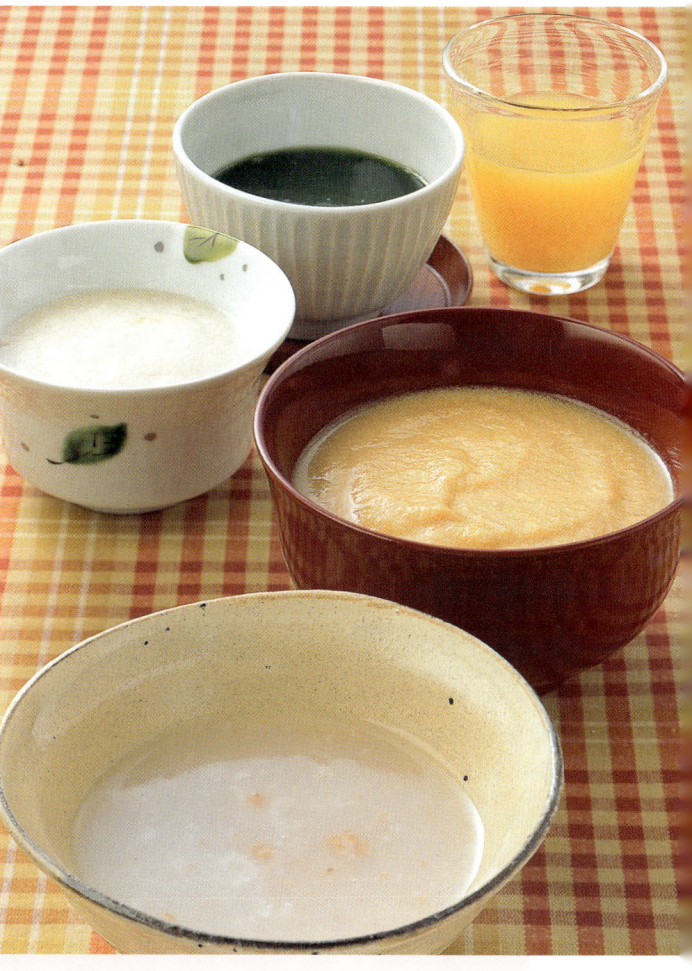

間食

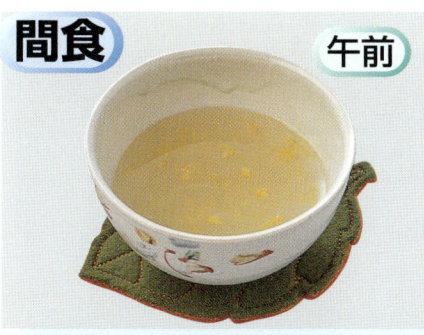 午前

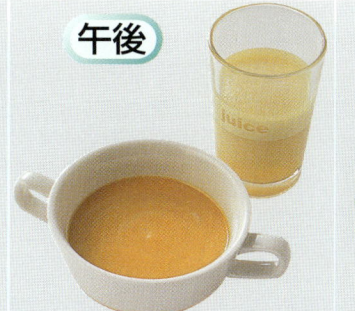 午後

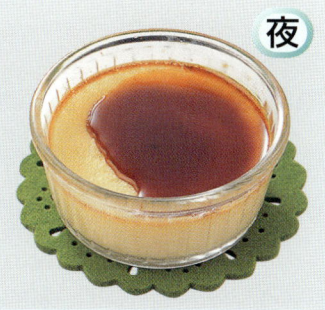 夜

間食	ゆず香りのくず湯 ポタージュスープ ミックスジュース ホットプリン

	E(kcal)	P(g)	F(g)	食塩(g)
ゆず香りのくず湯	70	0.1	0.0	0.0
ポタージュスープ	59	1.8	0.3	0.7
ミックスジュース	48	0.6	0.1	0.0
ホットプリン	138	4.7	4.5	0.2

食事計画｜献立例 2　　1,200 kcal

朝・昼・夕は三分がゆが主食，流動食から三分がゆに変更したときの食事

朝

献立	1人分材料・分量（目安量）	作り方
梅三分がゆ 主食	おもゆ 70 g　　梅びしお 2 g 全がゆ 30 g	① 米 7 g，水 120 g，出来上がり 100 g を目安にして作る。
ふのみそ汁 汁	焼きふ 5 g　　みそ 8 g だし汁 120 g	① 焼きふはぬるま湯で戻しておく。 ② だし汁を熱し，ふを入れ，みそを入れる。
茶碗蒸し 主菜	卵 30 g 白玉ふ 3 g だし汁 60 g 塩 0.4 g うすくちしょうゆ 1 g みりん 5 g	① 白玉ふはぬるま湯で戻しておく。 ② 卵はよく溶き，だし汁と調味料を加えよく混ぜる。 ③ 器に白玉ふと②を入れ，弱火で 10 分蒸す。
はんぺんの おろし煮 副菜	だいこん 50 g　　にんじん 15 g はんぺん 20 g　　昆布だし 40 g 砂糖 3 g しょうゆ 4 g	① だいこんはすりおろす（汁も残す）。 ② はんぺんは拍子木切りにする。 ③ にんじんはせん切りにして，昆布だしでやわらかく煮ておく。 ④ ③に調味料とはんぺんを入れ，だいこんおろしを加え煮つめる。
りんごの レモン風味 コンポート デザート	りんご 40 g レモン汁 3 g 水 50 g 砂糖 5 g	① レモン汁と水と砂糖を鍋に入れておく。 ② りんごは皮をむき，くし形に切り，①の鍋に入れ，りんごがやわらかくなり水分がなくなるまで煮込む。

午前の間食

献立	1人分材料・分量（目安量）	作り方
くず湯	コーンスターチ 8 g 水 150 g　　砂糖 8 g	① 鍋に材料を入れ，弱火で練り，透明になったら出来上がり。
にんじん ジュース	にんじんジュース 100 g	

昼

献立	1人分材料・分量（目安量）	作り方
三分がゆ 主食	おもゆ 70 g 全がゆ 30 g	
半熟たまご 主菜	卵 50 g　　砂糖 1 g だし汁 40 g　　しょうゆ 3 g かたくり粉 2 g	① 卵は 75〜80℃ の熱湯に 10 分位浸しておく。 ② だし汁に調味料を加え，かたくり粉でとろみをつける。 ③ ②を器に張り，半熟たまごを割り入れる。
甘みそ 副菜	みそ 4 g 砂糖 5 g	
ほうれんそうの くたくた煮 副菜	ほうれんそう（葉先）30 g たまねぎ 30 g にんじん 10 g だし汁 50 g 塩 0.3 g しょうゆ 1 g	① ほうれんそうは葉先をゆでておく。 ② たまねぎはくし形切り，にんじんは短冊切りにして，かまなくてもよいくらいまでだし汁でやわらかく煮て，ほうれんそうを加え，調味料で味を調える。
乳酸菌飲料 飲み物	乳酸菌飲料 100 g	

術前術後

午後の間食

献立	1人分材料・分量（目安量）	作り方
とろとろ野菜とささ身のスープ	キャベツ 20 g たまねぎ 20 g 鶏肉（ささ身） 20 g クリームコーン（缶詰） 40 g 鳥がらだし 150 g トマト 20 g 塩 0.5 g	① 野菜は一口大に切り，鳥がらだしでくたくたになるまで煮込む。 ② ささ身とスイートコーンを加えさらに煮込む。 ③ トマトは湯むきにしてさいの目に切り，電子レンジで加熱し，スープの上に飾る。
りんごジュース	りんごジュース（100％） 150 g	

夕

献立	1人分材料・分量（目安量）	作り方
三分がゆ　主食	おもゆ 140 g 全がゆ 60 g	
かき鍋風　主菜	かき 60 g　　みそ 12 g だいこん 30 g　だし汁 80 g じゃがいも 30 g にんじん 15 g ほうれんそう（葉先） 20 g	① かきは洗い，ざるに上げておく。 ② ほうれんそうの葉先はゆでておく。だいこんはいちょう切り，じゃがいもは大きめの角切り，にんじんはいちょう切りにしてだし汁でやわらかくなるまで煮る。 ③ ②にほうれんそうを加え，かきを入れ，みそを溶く。
豆腐のそぼろ煮　主菜	絹ごし豆腐 60 g 鶏肉（ひき肉） 20 g かぶ 40 g だし汁 100 g 砂糖 3 g しょうゆ 4 g かたくり粉 3 g	① かぶは4つに切り，だし汁で煮る。 ② ①に鶏肉をほぐし入れ，砂糖，しょうゆを加え，豆腐を大きめに切り，煮つめる。 ③ 水溶きかたくり粉を入れ，とろみをつける。
かにの酢の物　副菜	ずわいがに 30 g （合わせ酢） 酢 3 g　　みりん 2 g うすくちしょうゆ 2 g　だし汁 2 g	① かにはかに缶でもよい。 ② 合わせ酢を作る。酢がきつい場合は量を減らす。 ③ かにと②を合わせる。
もも缶　デザート	もも（缶詰） 40 g	

夜の間食

献立	1人分材料・分量（目安量）	作り方
梅三分がゆ	おもゆ 70 g　　梅びしお 2 g 全がゆ 30 g	
かぼちゃのやわらか煮	かぼちゃ 60 g　　みりん 3 g だし汁 60 g　　酒 6 g 砂糖 2 g　　しょうゆ 3 g	① かぼちゃは皮をむき，一口大に切りだし汁に入れ，やわらかく煮えたら，調味料を入れ，とろけるほどやわらかく煮つめる。

＊献立例2〜5の1日の栄養量はp.92に掲載してあります。

食事計画献立例2

食事計画 ｜ 献立例 2　　　　1,200 kcal

朝

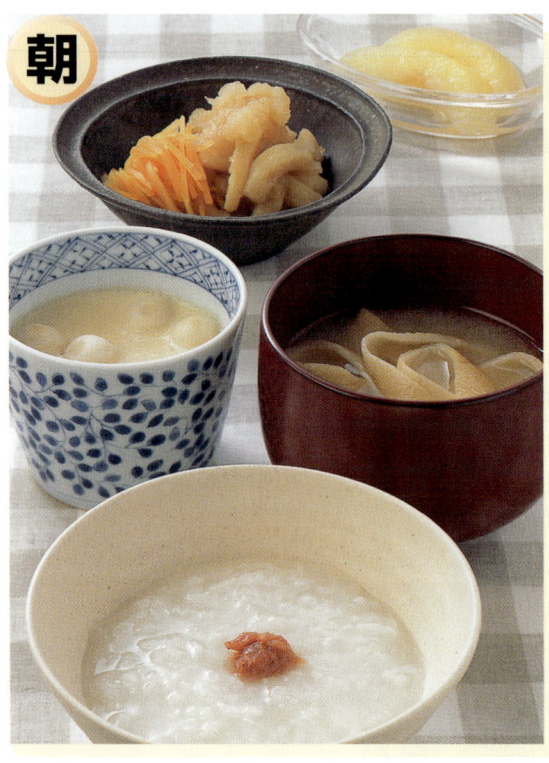

● 消化吸収しやすい食材と調理方法の献立です

主食	梅三分がゆ
汁	ふのみそ汁 *variation* じゃがいものみそ汁
主菜	茶碗蒸し
副菜	はんぺんのおろし煮 *variation* 白身魚のにこごり風
デザート	りんごのレモン風味コンポート

	E(kcal)	P(g)	F(g)	食塩(g)
梅三分がゆ	40	0.6	0.0	0.2
ふのみそ汁	36	2.5	0.7	1.1
茶碗蒸し	70	4.7	3.2	0.8
はんぺんのおろし煮	49	2.7	0.3	1.0
りんごのレモン風味コンポート	42	0.1	0.0	0.0

昼

● 三分がゆはおもゆ7割、全がゆ3割で作ります

主食	三分がゆ
主菜	半熟たまご *variation* ふわふわのたまごとじ
副菜	甘みそ
副菜	ほうれんそうのくたくた煮 *variation* たまねぎの煮物
飲み物	乳酸菌飲料

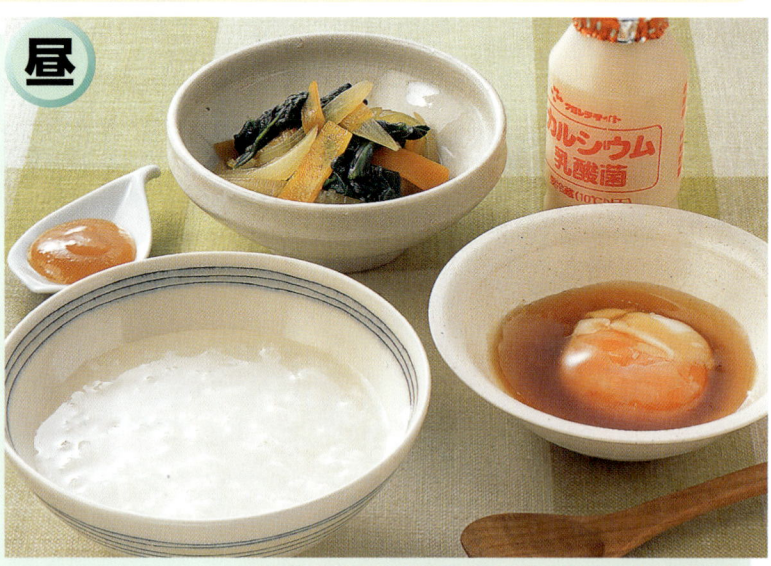

	E(kcal)	P(g)	F(g)	食塩(g)
三分がゆ	36	0.5	0.0	0.0
半熟たまご	89	6.5	5.2	0.7
甘みそ	27	0.5	0.2	0.5
ほうれんそうのくたくた煮	23	1.2	0.2	0.5
乳酸菌飲料	58	0.4	0.0	0.0

| 術前術後 |

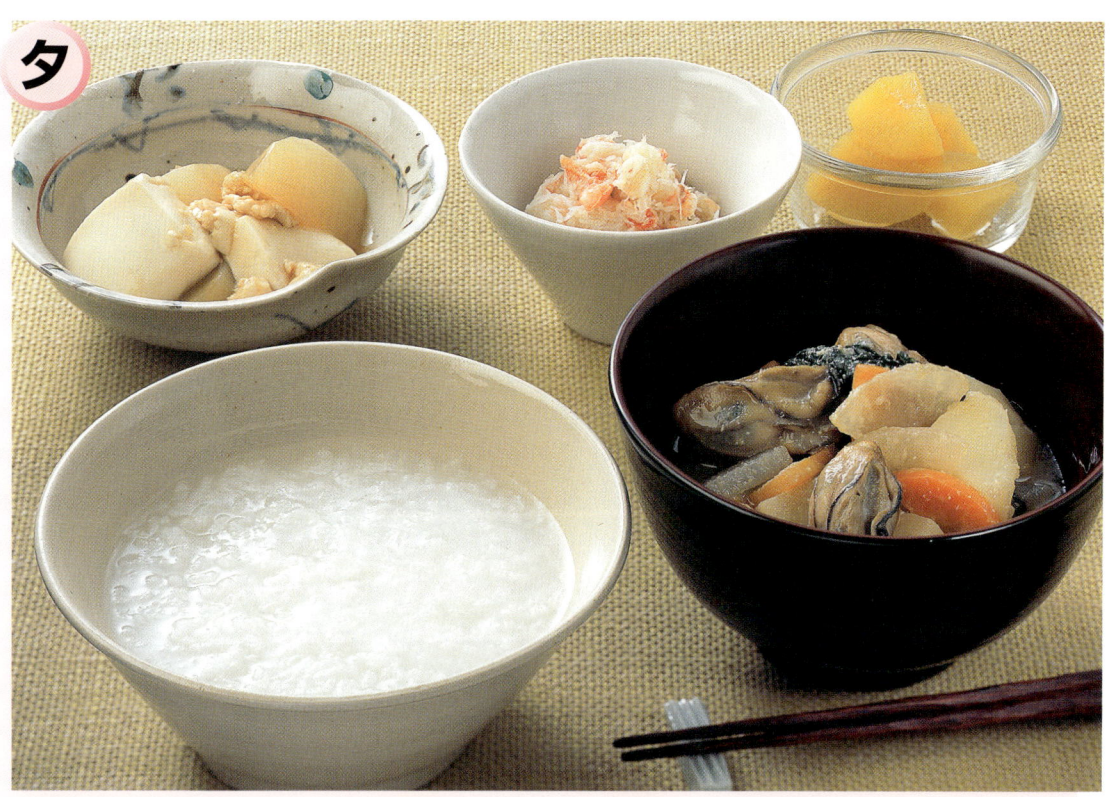

● 野菜はやわらかく煮ます

主食	三分がゆ
主菜	かき鍋風　*variation*　寄せ鍋風
主菜	豆腐のそぼろ煮　*variation*　豆腐のあまから煮
副菜	かにの酢の物　*variation*　白身魚のおろし酢
デザート	もも缶

	E(kcal)	P(g)	F(g)	食塩(g)
三分がゆ	72	1.1	0.1	0.0
かき鍋風	98	6.7	1.8	2.4
豆腐のそぼろ煮	101	8.0	3.5	0.7
かにの酢の物	26	4.3	0.1	0.6
もも缶	34	0.2	0.0	0.0

間食

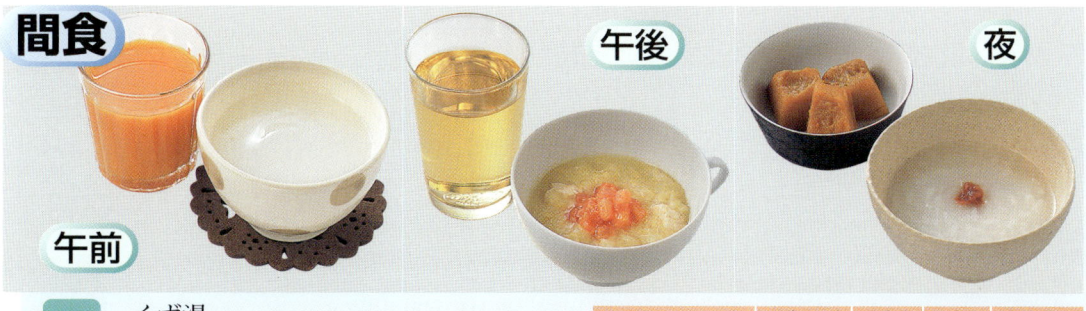

午前 / 午後 / 夜

| 間食 | くず湯
にんじんジュース
とろとろ野菜とささ身のスープ
りんごジュース
梅三分がゆ
かぼちゃのやわらか煮 |

	E(kcal)	P(g)	F(g)	食塩(g)
くず湯	59	0.0	0.1	0.0
にんじんジュース	28	0.6	0.1	0.0
ささ身のスープ	81	7.5	0.7	0.9
りんごジュース	66	0.3	0.2	0.0
梅三分がゆ	40	0.6	0.0	0.2
かぼちゃのやわらか煮	80	1.7	0.2	0.5

食事計画献立例2

食事計画 献立例 3　　1,400 kcal

朝・昼・夕は五分がゆ食が主食の軟菜食の献立

朝

献立	1人分材料・分量（目安量）	作り方
五分がゆ 主食	五分がゆ 150 g	
かぼちゃのみそ汁 汁	かぼちゃ 30 g だし汁 120 g みそ 8 g	① かぼちゃは皮をむき，一口大に切る。 ② だし汁でかぼちゃをゆで，みそを溶く。
豆腐の含め煮 主菜	木綿豆腐 80 g　だし汁 30 g にんじん 20 g　しょうゆ 4 g たまねぎ 30 g　砂糖 3 g	① にんじんは花形に切り，たまねぎは薄切りにしてだし汁で口の中でとろけるほどにやわらかく煮る。 ② 煮汁が不足してきたら追加し，砂糖としょうゆを加え豆腐は大きいまま煮込む。
ゆず甘みそ 副菜	みそ 4 g 砂糖 5 g ゆず（果皮）（少々）	① みそと砂糖を鍋に入れ弱火で練る。おろしたゆずを加えさらに練る。
ほうれんそうの煮浸し 副菜	ほうれんそう（葉先） 40 g しょうゆ 3 g 昆布だし 20 g	① ほうれんそうはゆでる。葉先を 5 cm幅に切り軽くしぼり，昆布だしにしょうゆを加え，さっと煮る。
トマトサラダ 副菜	トマト 30 g 塩 0.1 g レモン（果汁） 2 g	① トマトは皮を湯むきし，輪切りにして種を除く。 ② 器に盛りつけレモン汁をかけ，食べる直前に塩をかける。
ヨーグルト デザート	ヨーグルト（加糖） 50 g	

午前の間食

献立	1人分材料・分量（目安量）	作り方
ミックスジュース寄せ	みかん（缶詰，果肉） 15 g みかん（缶詰，液汁） 25 g もも（缶詰） 20 g バナナ 20 g　レモン（果汁） 5 g りんご 20 g　砂糖 10 g ゼラチン 3 g	① ゼラチンは水大さじ 1¾ でふやかしておく。 ② 果物とレモン汁はミキサーにかけ，鍋に移し砂糖を加えて煮る。 ③ ふやかしたゼラチンに②を加えよく混ぜ冷やし固める。

昼

献立	1人分材料・分量（目安量）	作り方
たまごがゆ 主食	五分がゆ 180 g 卵 25 g 糸みつば 3 g	① 卵は割りほぐしておく。 ② みつばは葉先をさっとゆでておく。 ③ 加熱した五分がゆに①を加えすばやく混ぜ，器に盛りみつばをのせる。
吉野鶏の清し汁 汁	鶏肉（ささ身） 30 g かたくり粉 10 g こまつな（葉先） 20 g だし汁 120 g　塩 0.5 g ⎱清し汁 うすくちしょうゆ 1 g ⎰ ゆず（果皮）（少々）	① ささ身はごく薄切りにし，かたくり粉をまぶし，ゆでておく。 ② こまつなは葉先を 5 cm幅に切り，やわらかく煮ておく。 ③ 器に①と②を盛りつけ，清し汁を注ぐ。 ④ ゆずはすり下ろしを少々落とす。
かれいの煮付け 主菜	かれい 40 g　しょうゆ 5 g 水 40 g　酒 5 g 砂糖 3 g	① かれいは洗い，ざるに上げ水気をきっておく。 ② 水と調味料を沸騰させたところに，かれいを入れ煮る。 （臭み抜きに，しょうが汁を少々加えてもよい。）

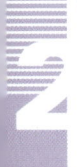

術前術後

献立	1人分材料・分量（目安量）	作り方
梅びしお 副菜	梅びしお 3 g	
マッシュポテトサラダ 副菜	じゃがいも 40 g にんじん 10 g トマト 20 g マヨネーズ 8 g	① じゃがいもは，粉ふきいもになるくらいにゆでる。ゆで汁を捨て，粉ふきいも状態を裏ごしし冷ます。 ② にんじんはあられ切りにしてやわらかくゆでて冷ましておく。トマトは湯むきし，種を除きさいの目に切っておく。 ③ ①と②をマヨネーズで和える。
りんごのコンポートあんずジャムかけ デザート	りんご 40 g 砂糖 5 g あんずジャム 10 g	① りんごの皮をむき，くし形切りにして，鍋に砂糖を入れやわらかく煮る。 ② ①ののりんごのコンポートの上にあんずジャムをのせる。

午後の間食

献立	1人分材料・分量（目安量）	作り方
煮込みうどん	ゆでうどん 80 g（干しうどん 30 g） だし汁 150 g 卵 25 g しょうゆ 5 g みりん 3 g ほうれんそう（葉先） 20 g	① 干しうどんをゆでておく。ほうれんそうをゆで，葉先のやわらかい部分を5cm幅に切っておく。 ② 小土鍋にだし汁をはり，ゆでうどんを入れ，上にほうれんそうをのせ加熱し，しょうゆ，みりんで調味する。 ③ 溶き卵を②にさっと入れ半熟加減が出来上がり。

夕

献立	1人分材料・分量（目安量）	作り方
五分がゆ 主食	五分がゆ 200 g	
菊花豆腐のみそ汁 汁	木綿豆腐 30 g だし汁 120 g みそ 6 g	① 豆腐は菊花切りにする。 ② だし汁を加熱し，みそを溶き，菊花切り豆腐をそっと入れくずれないように加熱する。
ささ身とかぶの煮物 主菜	鶏肉（ささ身） 40 g 　　かたくり粉 5 g かぶ 60 g（小2個） にんじん 20 g ブロッコリー 20 g だし汁 80 g　砂糖 5 g うすくちしょうゆ 6 g　塩 0.2 g	① ささ身は酒蒸しにし，大きめにほぐし，蒸し汁に漬ける。 ② にんじんは花形に切っておく。ブロッコリーはさっとゆでておく。 ③ だし汁に②とかぶを入れやわらかく煮る。箸が通るくらいになったら，砂糖，うすくちしょうゆ，塩を加える。 ④ ほぐしたささ身にかたくり粉をまぶして③に入れて，煮汁が少々になるまで煮込む。
甘みそ 副菜	赤みそ 4 g　砂糖 5 g	
とろろ汁 副菜	ながいも 30 g 昆布だし 20 g しょうゆ 2 g	① 昆布だしは冷ましておく。 ② ながいもはすり鉢でおろし，①を加えて滑らかにしておく。 ③ 器に盛り付けしょうゆをかける。
キャベツのごま和え 副菜	キャベツ 30 g　白ごま 5 g にんじん 10 g 砂糖 2 g しょうゆ 3 g だし汁 5 g	① キャベツはやわらかくなるまでゆで，水をきり冷まし，短冊切りにする。 ② にんじんは短冊に切り，やわらかくゆで冷ましておく。 ③ 白ごまをいり，すり鉢で練りごまになるまですり，砂糖，しょうゆ，だし汁を加え，キャベツとにんじんを入れ和える。

夜の間食

献立	1人分材料・分量（目安量）	作り方
バナナゼリー	バナナ 50 g 牛乳 100 g 砂糖 5 g ゼラチン 3 g	① ゼラチンをふやかしておく。 ② 牛乳に砂糖を加え加熱し沸騰寸前にゼラチンを加え溶かし，冷ましておく。 ③ バナナは小口切りにし，ゼリー型に入れ②を加え固める。

食事計画 | 献立例 3　　1,400 kcal

朝

●物理的・化学的な刺激は禁止です

主食	五分がゆ	汁	かぼちゃのみそ汁 variation さといものみそ汁
主菜	豆腐の含め煮 variation ゆばの含め煮
副菜	ゆず甘みそ	副菜	トマトサラダ
副菜	ほうれんそうの煮浸し variation はくさいの煮浸し
デザート	ヨーグルト

	E(kcal)	P(g)	F(g)	食塩(g)
五分がゆ	54	0.8	0.2	0.0
かぼちゃのみそ汁	43	1.7	0.7	1.2
豆腐の含め煮	91	6.1	3.4	0.6
ゆず甘みそ	27	0.5	0.2	0.5
ほうれんそうの煮浸し	8	0.9	0.2	0.0
トマトサラダ	6	0.2	0.0	0.1
ヨーグルト	34	2.2	0.1	0.1

昼

●個人の嗜好も取り入れましょう

主食	たまごがゆ
汁	吉野鶏の清し汁
主菜	かれいの煮付け variation たいのおろし煮
副菜	梅びしお
副菜	マッシュポテトサラダ variation さつまいものサラダ
デザート	りんごのコンポートあんずジャムかけ variation もも缶

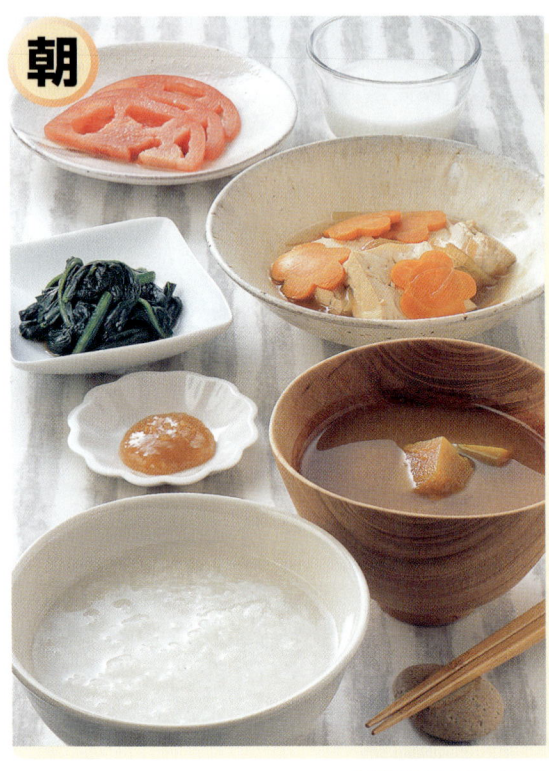

	E(kcal)	P(g)	F(g)	食塩(g)
たまごがゆ	103	4.0	2.8	0.1
吉野鶏の清し汁	70	7.6	0.3	0.8
かれいの煮付け	59	8.2	0.5	0.8
梅びしお	6	0.0	0.0	0.2
マッシュポテトサラダ	92	1.1	5.9	0.2
りんごのコンポートあんずジャムかけ	61	0.1	0.1	0.0

| 術前術後 |

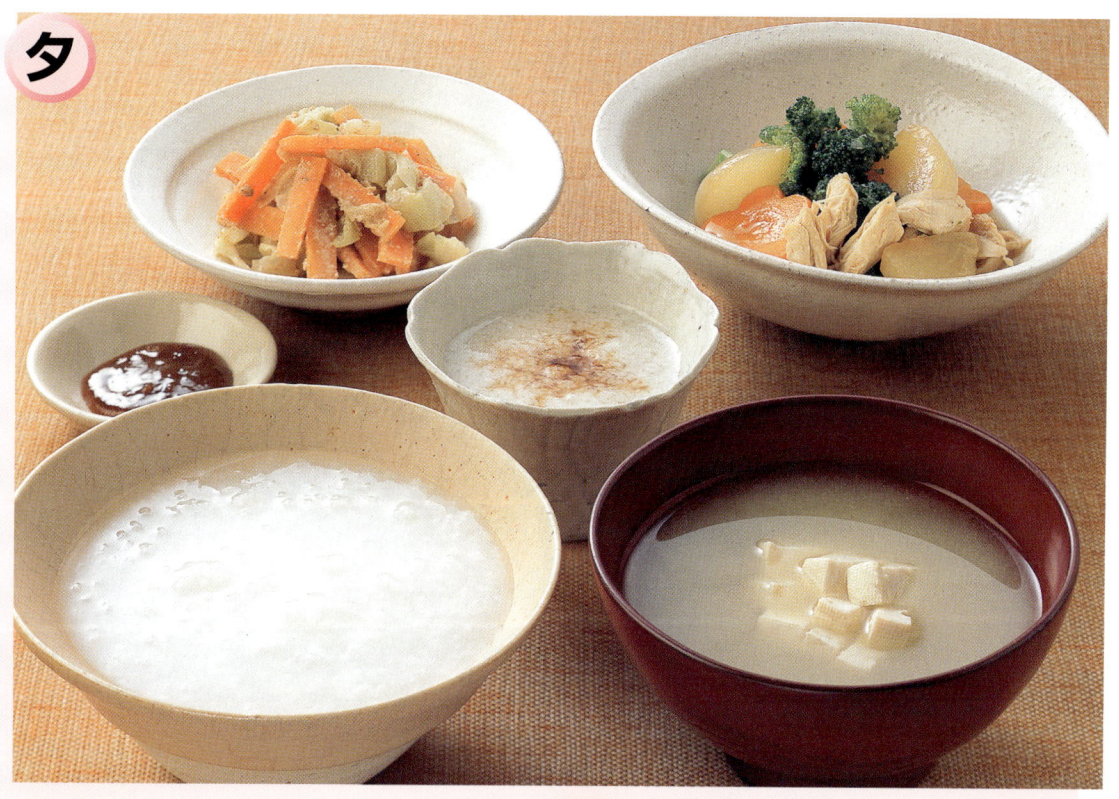

●煮物は軟らかく煮ます

主食	五分がゆ
汁	菊花豆腐のみそ汁 *variation* 生ふのみそ汁
主菜	ささ身とかぶの煮物 *variation* ささ身とだいこんの煮物
副菜	甘みそ
副菜	とろろ汁 *variation* ながいもの酢の物
副菜	キャベツのごま和え *variation* ほうれんそうのごま和え

	E(kcal)	P(g)	F(g)	食塩(g)
五分がゆ	72	1.0	0.2	0.0
菊花豆腐のみそ汁	34	2.9	1.7	0.9
ささ身とかぶの煮物	109	11.1	0.5	1.3
甘みそ	27	0.5	0.2	0.5
とろろ汁	22	0.8	0.1	0.3
キャベツのごま和え	51	1.7	2.8	0.5

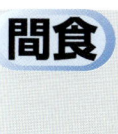
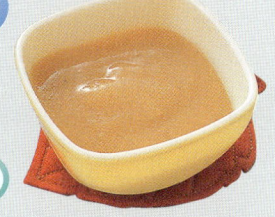
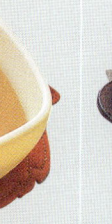
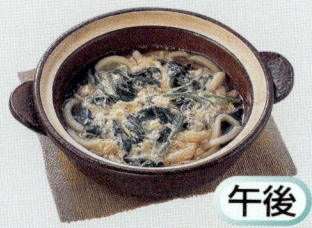
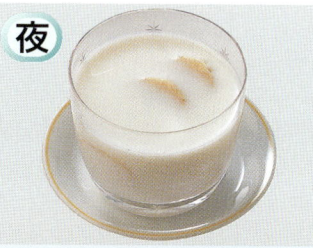

 間食

ミックスジュース寄せ
煮込みうどん
バナナゼリー

	E(kcal)	P(g)	F(g)	食塩(g)
ミックスジュース寄せ	120	3.2	0.1	0.0
煮込みうどん	140	6.4	3.0	1.2
バナナゼリー	140	6.5	3.9	0.1

食事計画 | 献立例 4 | 1,800 kcal

主食は全がゆ・パンの軟菜食の献立

朝

献立	1人分材料・分量（目安量）	作り方
トースト（主食）	食パン 50 g ブルーベリージャム 10 g	
トマトスープ（汁）	鳥がらだし 80 g　バター 1 g トマト 50 g　塩 0.5 g たまねぎ 30 g パセリ（少々）	①たまねぎは1cm幅のくし形に切り、バターを熱し弱火で透明になるくらい炒め、鳥がらだしを入れ煮る。 ②トマトは湯むきし、1cm角に切り、①に入れ塩で味つけする。みじんパセリを上にのせる。
チキンサラダ（主菜）	鶏肉（ささ身）40 g ブロッコリー 30 g にんじん 30 g　マヨネーズ 10 g キャベツ 30 g　塩 0.3 g	①ささ身は酒蒸しにして冷ましておく。 ②ブロッコリーは一口大に切り離しておく。にんじんはいちょう切り、キャベツは色紙切りにしてゆで、冷ましておく。 ③皿に①と②を盛りつけマヨネーズと塩を添える。
フルーツヨーグルト（デザート）	バナナ 20 g　レモン汁（少々） りんご 20 g　いちご 20 g ヨーグルト（加糖）30 g	①バナナとりんごは皮をむき、一口大に切り、レモン汁をかける。いちごはへたを取り除く。 ②ヨーグルトを器に入れ、①を彩りよく盛りつける。

午前の間食

献立	1人分材料・分量（目安量）	作り方
ミニホットケーキ	小麦粉 25 g ベーキングパウダー 1.5 g 卵 8 g　牛乳 20 g バター 4 g　砂糖 8 g バター 2 g（のせる用） はちみつ 5 g	①小麦粉はふるいにかけ、ベーキングパウダーと混ぜ合わせておく。 ②バターはボウルに入れ湯せんにし溶かしておく。卵をよく溶き、牛乳、砂糖を加え溶かしバターを入れよく混ぜ合わせ、①を加えテフロン加工のフライパンで弱火で焼く。 ③皿に盛りつけ、はちみつとバター2gをのせる。
ミルクティ	紅茶 120 g 牛乳 30 g	（好みで砂糖可。）

昼

献立	1人分材料・分量（目安量）	作り方
たまごがゆ（主食）	全がゆ 220 g　塩 0.5 g 卵 25 g 糸みつば 3 g	①熱々の全がゆに溶き卵を入れさっと混ぜ、みつばをのせ、ふたをして蒸らす。 ②塩は食前に振りかける。
豆腐の清し汁（汁）	木綿豆腐 30 g　だし汁 120 g さやえんどう 5 g　塩 0.8 g うすくちしょうゆ 1 g ゆず（果皮）（少々）	①さやえんどうはへたを取り除きさっとゆでておく。 ②豆腐はさいの目に切る。だし汁が煮立ってきたら調味し、豆腐を入れ、煮立ったら出来上がり。①を加え、ゆずは薄切りにして汁にのせる。
さけのホイル焼き（主菜）	さけ 60 g 酒 5 g 塩 0.6 g 生しいたけ 10 g レモン 10 g	①生さけの切り身に塩をすり込み、アルミホイルにのせ、酒をかける。 ②生しいたけは石づきを取り除き、飾り切りして①にのせる。アルミホイルで包み焼く。 ③レモンはくし形に切り、ホイル焼きに添える。
野菜のいり煮（副菜）	さといも 50 g　砂糖 2 g にんじん 20 g　しょうゆ 4 g さやえんどう 5 g　だし汁 50 g なす 40 g とうもろこし油 2 g	①さといもは、やわらかくゆでる。にんじんは乱切りにしてゆでておく。さやえんどうはへたを取りゆでておく。 ②なすは大きめの乱切りにし、熱した鍋に油を入れ炒め、やわらかくなったら取り出しておく。 ③②の鍋でさといもとにんじんを炒め、だし汁と調味料を加え沸騰してきたら、なすを加え味を煮含める。小鉢に盛りつけ、さやえんどうを飾る。

献立	1人分材料・分量（目安量）	作り方
青菜のお浸し 副菜	ほうれんそう 40 g　だし汁 4 g うすくちしょうゆ 2 g かつお節 0.3 g	① ゆでたほうれんそうを味つけしただし汁に漬けておく。 ② 器に盛りつけかつお節をかける。
みかん デザート	みかん 50 g	

午後の間食

献立	1人分材料・分量（目安量）	作り方
ホットミルクとカステラ	牛乳 100 g カステラ 40 g	

夕

献立	1人分材料・分量（目安量）	作り方
野菜入り全がゆ 主食	全がゆ 150 g　　焼きのり 0.5 g こまつな 20 g　　塩 0.5 g かぶ 20 g	① こまつなはさっとゆでて小口切りにしておく。かぶはいちょう切りにして，かゆと一緒に炊く。全がゆの出来上がる直前にこまつなを加える。 ② 食前に塩を振り，もみのりをかける。
たまごスープ 汁	卵 20 g 糸みつば 3 g 中華だし 120 g 塩 0.8 g 酒 5 g かたくり粉 1.5 g	① みつばは 3 cm 幅に切っておく。 ② 中華だしが沸騰してきたら塩，酒で味つけをし，水溶きかたくり粉を加えとろみをつけ，沸騰してきたら箸で同じ方向にかき回しながら，溶き卵を糸状に入れていく。 ③ みつばを加える。
まいたけしゅうまい 主菜	豚肉（ひき肉）40 g　　酒 2 g たまねぎ 40 g　　　　塩 0.3 g まいたけ 10 g しょうが汁（少々） かたくり粉 8 g うすくちしょうゆ 1 g （皮） 強力粉 15 g　　　キャベツ 20 g かたくり粉（少々）しょうゆ 3 g 熱湯 10 g	① たまねぎ，まいたけはみじん切りにする。 ② ボウルに①と豚肉としょうが汁，かたくり粉，うすくちしょうゆ，酒，塩を加え，しっかり練り合わせる。 ③ 強力粉とかたくり粉を熱湯でよく練り作ったしゅうまいの皮に包み強火で 10 分蒸す。 ④ キャベツは糸切りにして盛りつける。生でもゆでてもよい。しょうゆを小皿に添える。
はるさめの華風和え 副菜	はるさめ 5 g はくさい 30 g トマト 30 g 鶏肉（むね 皮なし）20 g いりごま 5 g ごま油 1 g　　　　しょうゆ 4 g 砂糖 2 g　　　　　酢 3 g	① はるさめはボウルに入れ，熱湯を入れ，やわらかめにもどしておく。 ② はくさいはゆでて，短冊切り。トマトは湯むきしてくし形切り。鶏肉は酒蒸しにして大きめにほぐしておく。 ③ すり鉢にいりごまを入れ，よくすり，ごま油と調味料と水きりしたはるさめとはくさいを入れ和える。 ④ ③と鶏肉，トマトを盛りつける。
りんごジュース 飲み物	りんごジュース（100％）100 g	

夜の間食

献立	1人分材料・分量（目安量）	作り方
とろとろ杏仁豆腐	粉寒天 0.6 g　砂糖 10 g ⎫ 水 50 g　　　水 20 g　　⎬シロップ 牛乳 40 g　　みかん・缶詰 10 g ⎭ 砂糖 6 g　　　いちご 10 g 杏仁霜 1 g　　キウイ 10 g	① 鍋に粉寒天と水を入れ，火にかけ煮溶かす。砂糖，牛乳を加えて，杏仁霜を加え混ぜ合わせ，器に入れ固める。 ② 水と砂糖を鍋に入れ煮溶かしシロップを作り，冷ます。 ③ いちごはへたを取り除きキウイは食べやすく切り，①とみかんも加え彩りよく盛りつけ②のシロップを注ぐ。

食事計画 | 献立例 4　　1,800 kcal

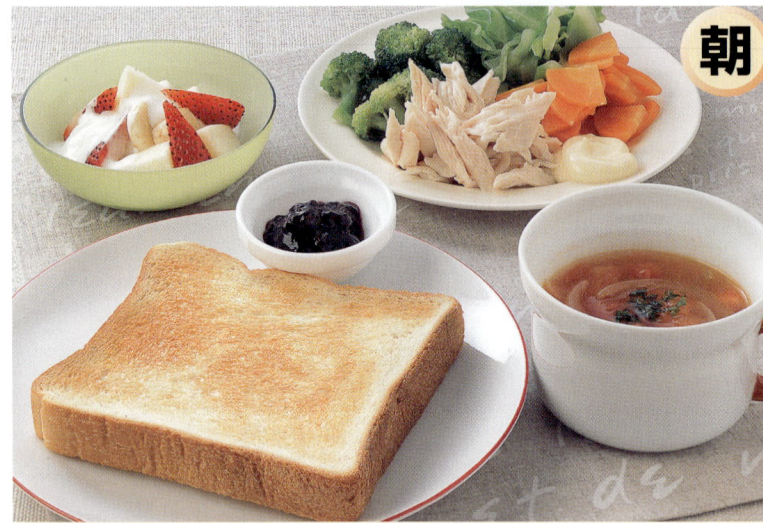

 朝

● 1日を通してエネルギー，たんぱく質を確保します

主食	トースト
汁	トマトスープ *variation* クリームコーンスープ
主菜	チキンサラダ *variation* コンビーフサラダ
デザート	フルーツヨーグルト *variation* ホットココア

	E(kcal)	P(g)	F(g)	食塩(g)
トースト	150	4.7	2.2	0.7
トマトスープ	34	1.5	1.1	0.6
チキンサラダ	137	11.3	7.8	0.6
フルーツヨーグルト	55	1.7	0.1	0.1

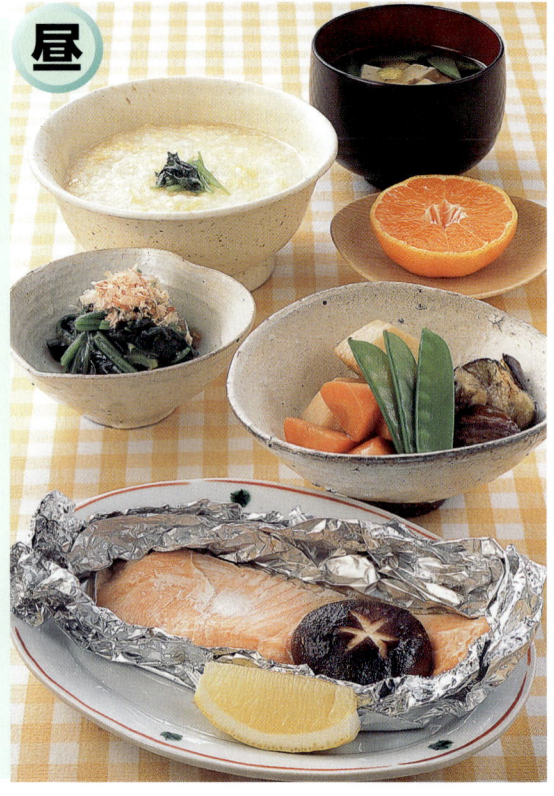

昼

● ホイル焼きで油を控えます

主食	たまごがゆ
汁	豆腐の清し汁 *variation* ゆばの清し汁
主菜	さけのホイル焼き *variation* さわらの西京焼き
副菜	野菜のいり煮 *variation* 筑前煮
副菜	青菜のお浸し *variation* なすのお浸し
 デザート	みかん

	E(kcal)	P(g)	F(g)	食塩(g)
たまごがゆ	194	5.5	2.8	0.6
豆腐の清し汁	26	2.6	1.3	1.1
さけのホイル焼き	92	13.8	2.6	0.7
野菜のいり煮	77	2.0	2.2	0.7
青菜のお浸し	10	1.2	0.2	0.3
みかん	23	0.3	0.1	0.0

術前術後

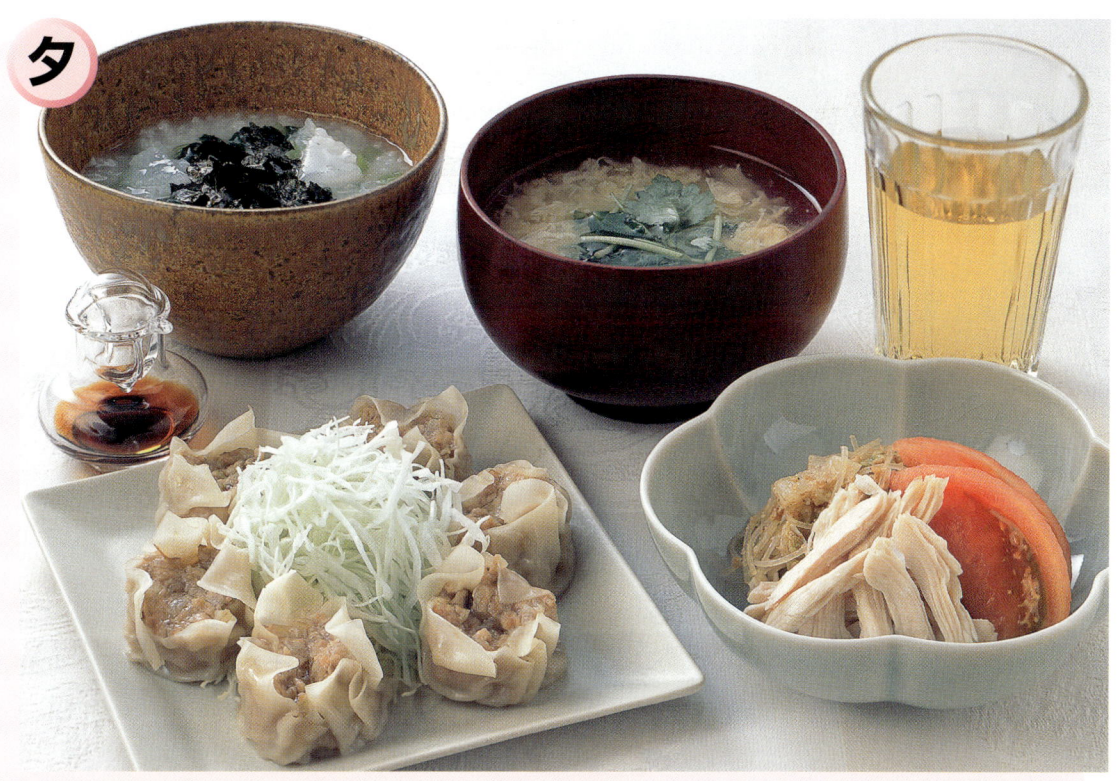

● 全がゆにバリエーションをもたせましょう

主食	野菜入り全がゆ
汁	たまごスープ *variation* たまご豆腐入りスープ
主菜	まいたけしゅうまい *variation* えびしゅうまい
副菜	はるさめの華風和え *variation* かきの中華風甘酢
飲み物	りんごジュース

	E(kcal)	P(g)	F(g)	食塩(g)
野菜入り全がゆ	114	2.3	0.2	0.5
たまごスープ	45	3.5	2.1	1.0
まいたけしゅうまい	196	10.5	6.5	0.9
はるさめの華風和え	100	6.2	4.1	0.6
りんごジュース	44	0.2	0.1	0.0

間食

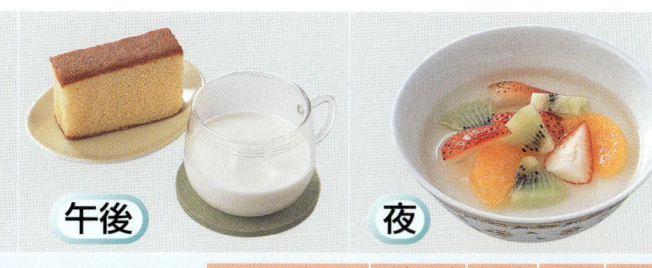

午前　午後　夜

| 間食 | ミニホットケーキ
ミルクティ
ホットミルクとカステラ
とろとろ杏仁豆腐 |

	E(kcal)	P(g)	F(g)	食塩(g)
ミニホットケーキ	210	3.7	6.9	0.4
ミルクティ	21	1.1	1.1	0.0
ホットミルク	67	3.3	3.8	0.1
カステラ	128	2.5	1.8	0.0
とろとろ杏仁豆腐	110	1.8	2.1	0.0

食事計画献立例4

食事計画｜献立例 5　　1,900 kcal

術後の消化器の負担を軽くするための常食軟菜の6回食（頻回食）

朝

献立	1人分材料・分量（目安量）	作り方
ごはん（主食）	ごはん 100 g	
豆腐のみそ汁（汁）	木綿豆腐 30 g みそ 7 g 糸みつば 5 g だし汁 100 g	①豆腐はさいの目に切る。みつばは3cmに切る。 ②だし汁を熱し、豆腐を入れ、みそを溶き入れ火を止める。 ③椀に盛り、みつばをあしらう。
あじの塩焼き（主菜）	あじ 40 g（小1尾）　だいこん 30 g 塩 0.4 g　　　　　しょうゆ 2 g	①あじは仕込み後、焼く直前に塩を振る。中火で焼く。 ②だいこんおろしを添える。
肉じゃが風煮物（副菜）	豚肉（もも赤肉） 20 g じゃがいも 50 g たまねぎ 40 g　　　だし汁 50 g にんじん 10 g　　　砂糖 2 g さやいんげん 10 g　しょうゆ 4 g	①豚肉は薄切りにする。じゃがいもは大きめの角切り、たまねぎはくし形に切り、にんじんはいちょう切りにする。 ②さやいんげんは3cm幅に切ってゆでておく。だし汁に①と調味料を入れ汁気がなくなるまで煮込み、最後にいんげんを入れる。
はくさいのお浸し（副菜）	はくさい 30 g うすくちしょうゆ 2 g だし汁 7.5 g かつお節 0.5 g	①はくさいは葉の部分をゆで、5cm幅に切りそろえる。 ②だし汁にうすくちしょうゆを入れ、ひと煮たちさせ、ゆでたはくさいにかける。かつお節は天盛りにする。

昼

献立	1人分材料・分量（目安量）	作り方
たまごハムサンド（主食）	ロールパン 60 g　　卵 50 g マーガリン 4 g　　牛乳 20 g 生ハム 10 g　　　　砂糖 2 g パセリ（少々）　　塩 0.1 g	①卵は割りほぐし、牛乳、砂糖、塩を入れよく混ぜ、テフロン加工のフライパンでスクランブルグエッグを作る。 ②ロールパンに上から包丁を入れ、マーガリンを塗る。 ③ロールパンにスクランブルグエッグと生ハムを挟む。
ポパイスープ（汁）	小麦粉 5 g バター 5 g 牛乳 50 g たまねぎ 30 g ほうれんそう 30 g 鳥がらだし 80 g 塩 0.5 g	①ホワイトソース*を作る。ほうれんそうはやわらかくゆでる。 ②たまねぎはみじん切りにして、炒めた後鳥がらだしでやわらかくなるまで煮る。 ③ホワイトソースとほうれんそうと②をミキサーにかける。 ④③を鍋に移し、塩で味を調える。 *ホワイトソースの作り方 　小麦粉とバターを弱火でこげないように炒める。火からおろし、牛乳を少しずつ加えてのばし、再び火にかける。
トマトとブロッコリーサラダ（副菜）	サニーレタス 10 g トマト 50 g ブロッコリー 30 g たまねぎ 10 g レモン・果汁 5 g 塩 0.3 g	①野菜は酢洗いし、真水でよく洗い流す。 ②ブロッコリーはゆでておく。トマトは5mm幅の輪切りにする。器にサニーレタスを敷き、トマトを置き、ブロッコリーを添える。 ③たまねぎはみじん切りにしてからトマトの上にのせる。 ④レモン汁と塩を振りかける。
さつまいもとりんごの重ね煮（副菜）	さつまいも 60 g りんご 75 g 水 50 g レモン・果汁 8 g 砂糖 8 g	①さつまいもは半月切りにして、ゆでておく。 ②りんごは皮をむき、いちょう切りにする。 ③鍋にりんご、さつまいも、砂糖とレモン汁を重ね、水を入れ弱火で煮つめる。

	献立	1人分材料・分量（目安量）	作り方
午前の間食	コーンフレークとバナナの牛乳かけ	コーンフレーク 15g 牛乳 100g 砂糖 5g バナナ 80g	① バナナを輪切りにして，コーンフレークと混ぜ，牛乳と砂糖を混ぜて上からかける。

	献立	1人分材料・分量（目安量）	作り方
午後の間食	鍋焼きうどん	うどん（ゆで）80g かまぼこ 20g　だし汁 100g 卵 25g　　　　みりん 5g ほうれんそう 20g　しょうゆ 6g 長ねぎ 10g	① かまぼこは半月切りにする。ほうれんそうはゆでて切っておく。卵はゆでておく。 ② 小土鍋にだし汁を入れ，うどんと①の材料を入れ，みりんとしょうゆで味をつけ煮込む。 ③ ねぎは小口切りにする。食べる直前に入れる。

	献立	1人分材料・分量（目安量）	作り方
夕	手巻きずし 主食	ごはん 100g　　　　まぐろ・赤身 20g だし昆布（少々）　　ほたてがい 20g 酒 5g　　　　　　　あまえび 20g 塩 0.4g　　　　　　ずわいがに（ゆで）20g 砂糖 2g　　　　　　かいわれだいこん 5g 酢 6g　　　　　　　きゅうり 20g 焼きのり 1.5g　　　青じそ 2g あなご 20g　　　　しょうゆ 4g 　みりん 5g　　　　練りわさび（少々） 　しょうゆ 2g	① すしめしを作る。酒，塩，砂糖，酢と昆布を鍋に入れひと煮立ちさせる。炊き上がったごはんに振りかけ混ぜる。 ② あなごはみりんとしょうゆで味つけする。 ③ 鮮度のよい魚介類を用いる。 ④ きゅうりはせん切りにする。 ⑤ 焼きのりは1枚半使う。好みの大きさに切る。 ⑥ 青じそを敷き②③④とかいわれだいこんを器に盛る。
	若竹汁 汁	たけのこ（ゆで）10g カットわかめ 0.5g だし汁 120g 塩 0.4g うすくちしょうゆ 1g	① たけのこは頭のやわらかい部分を薄切りにする。 ② わかめは水に戻し，熱湯を通しておく。 ③ だし汁を熱し，たけのこを入れ調味し，わかめを入れて火を止める。
	なすのごまだれかけ 副菜	なす 80g 砂糖 2g しょうゆ 3g だし汁 5g いりごま 7.5g	① なすは焼きなすにし，皮を取り除く。 ② ごまをいり，すり鉢に入れペーストになるくらいまですり，砂糖，しょうゆ，だし汁を加え味を調え，なすにかける。
	メロン デザート	メロン 60g	（完熟メロンを使う）

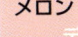

	献立	1人分材料・分量（目安量）	作り方
夜の間食	ストロベリーブラマンジェ	コーンスターチ 4g 砂糖 8g 牛乳 60g バニラエッセンス（少々） いちご 40g 砂糖 6g　レモン・果汁 1g	① コーンスターチと砂糖と牛乳を鍋に入れ，弱火で練る。型に入れ冷蔵庫で冷やしておく。 ② いちごソースを作る。いちごは裏ごし，砂糖，レモン，バニラエッセンスを加え，煮冷ましておく。 ③ ①を型から抜き，②をかける。

食事計画 献立例 5

1,900 kcal

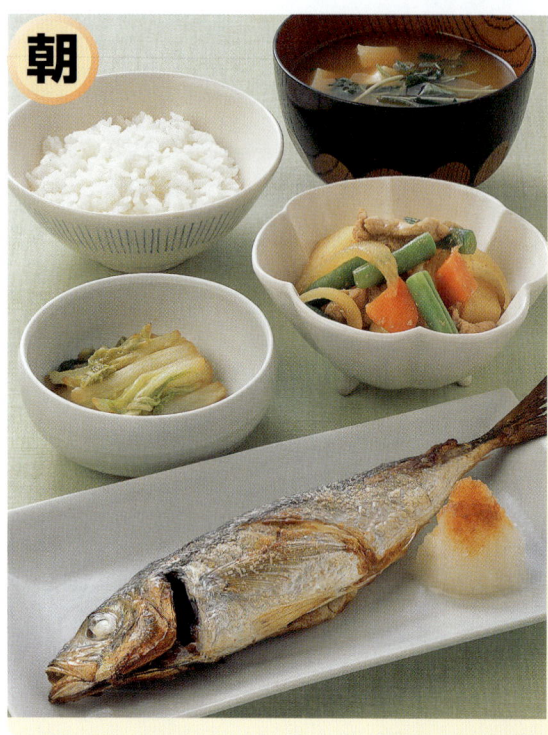

朝

●食事ごとの摂取量をバランスよくします

主食	ごはん	
汁	豆腐のみそ汁	*variation* 油揚げと青菜のみそ汁
主菜	あじの塩焼き	*variation* すずきの塩焼き
副菜	肉じゃが風煮物	
副菜	はくさいのお浸し	*variation* こまつなのお浸し

	E(kcal)	P(g)	F(g)	食塩(g)
ごはん	168	2.5	0.3	0.0
豆腐のみそ汁	37	3.0	1.8	1.0
あじの塩焼き	55	8.6	1.4	0.8
肉じゃが風煮物	98	6.2	1.2	0.7
はくさいのお浸し	7	0.8	0.1	0.3

昼

●よくかんで消化をよくしましょう

主食	たまごハムサンド	*variation* たまごのオープンサンド
汁	ポパイスープ	
副菜	トマトとブロッコリーサラダ	*variation* グリーンサラダ
副菜	さつまいもとりんごの重ね煮	*variation* スイートポテトのりんごジャム添え

	E(kcal)	P(g)	F(g)	食塩(g)
たまごハムサンド	341	15.3	16.2	1.4
ポパイスープ	112	3.9	6.3	0.7
トマトとブロッコリーサラダ	26	1.9	0.2	0.3
さつまいもとりんごの重ね煮	153	0.9	0.2	0.0

| | | 術前術後 |

夕

● 目先を変えた楽しい食事を

主食	手巻きずし *variation* ちらしずし
汁	若竹汁 *variation* こまつな清し汁
副菜	なすのごまだれかけ *variation* さといものごまだれかけ
デザート	メロン

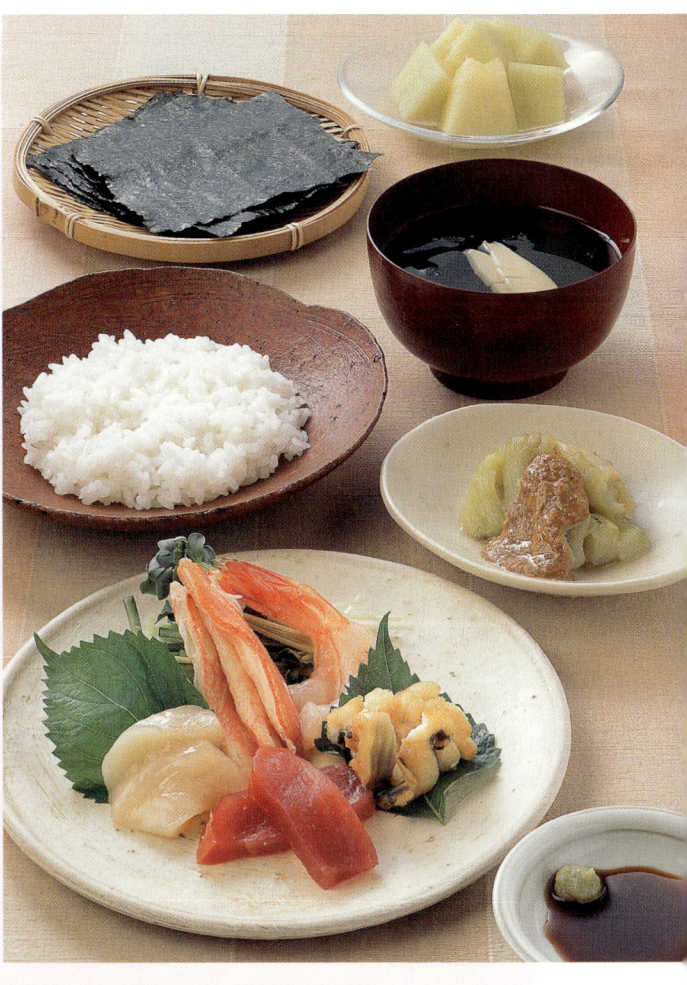

	E(kcal)	P(g)	F(g)	食塩(g)
手巻きずし	309	22.4	2.9	1.8
若竹汁	7	0.9	0.0	0.8
なすのごまだれかけ	72	2.7	4.2	0.4
メロン	25	0.7	0.1	0.0

間食 午前 午後 夜

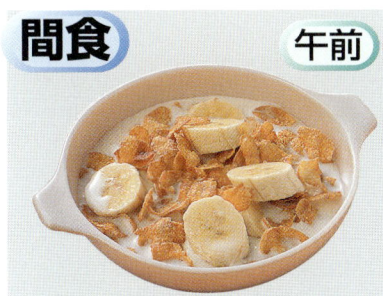 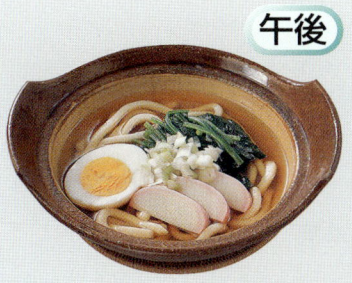 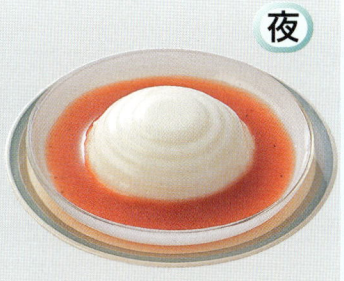

間食	コーンフレークとバナナの牛乳かけ 鍋焼きうどん ストロベリーブラマンジェ

	E(kcal)	P(g)	F(g)	食塩(g)
コーンフレークと バナナの牛乳かけ	212	5.4	4.2	0.4
鍋焼きうどん	155	7.5	3.1	1.3
ストロベリー ブラマンジェ	122	2.3	2.4	0.1

食事計画献立例5

献立例2（p.76〜77）の1日の栄養量

	E(kcal)	水分(g)	P(g)	F(g)	C(g)	食塩(g)
朝	237	456.6	10.6	4.3	38.3	3.0
午前間食	87	93.1	0.6	0.2	21.5	0.0
昼	232	372.6	9.2	5.6	35.7	1.7
午後間食	147	380.7	7.8	0.9	28.9	0.9
夕	331	674.6	20.3	5.5	48.5	3.6
夜間食	120	205.9	2.3	0.3	25.2	0.7
計	1,154	2,183.5	50.7	16.7	198.2	9.9

P:F:C   P 17.6   F 13.0   C 69.4   %

● ここがポイント
① 流動食からはじめて三分がゆ食を取るときは食品選択と量に注意する。少量・頻回食とする。
② 乳製品は下痢を誘発するので使用しない。
③ かまなくてもつぶれるくらいのやわらかさにする。
④ 一口量は少量とし，よくかむことを指導する。

献立例3（p.80〜81）の1日の栄養量

	E(kcal)	水分(g)	P(g)	F(g)	C(g)	食塩(g)
朝	263	540.3	12.3	4.7	43.5	2.5
午前間食	120	86.3	3.2	0.1	28.0	0.0
昼	391	489.5	21.1	9.5	53.5	2.2
午後間食	140	251.1	6.4	3.0	20.2	1.2
夕	314	629.5	18.0	5.6	49.1	3.5
夜間食	140	125.5	6.5	3.9	21.0	0.1
計	1,367	2,122.1	67.5	26.8	215.3	9.5

P:F:C   P 19.8   F 17.6   C 62.6   %

● ここがポイント
① 術後流動食から五分がゆ食までは食品選択と量に注意する。
② 少量頻回食（6回食）とし，摂食状況を把握する。
③ 乳製品は五分がゆ食から開始する。
④ 食物残渣の少ない食品を選択すること。口腔内でかまなくてもとろけるくらいのやわらかい食事であること。
⑤ 少量摂取とよくかむことを指導する。

献立例4（p.84〜85）の1日の栄養量

	E(kcal)	水分(g)	P(g)	F(g)	C(g)	食塩(g)
朝	376	365.6	19.3	11.2	51.4	1.9
午前間食	231	175.0	4.8	8.0	33.9	0.5
昼	423	659.6	25.4	9.0	58.6	3.4
午後間食	195	97.6	5.8	5.6	30.1	0.1
夕	498	566.8	22.7	12.9	71.3	3.0
夜間食	110	61.1	1.8	2.1	22.2	0.0
計	1,833	1,925.9	79.8	48.9	267.4	9.0

P:F:C   P 17.4   F 24.0   C 58.6   %

● ここがポイント
① 回復期は物理的刺激と摂取量に注意し，栄養摂取不足にならないよう注意する。
② 食物残渣の少ない食品を選択し，料理法にも注意する。
③ 嗜好を取り入れる。
④ 市販食品を上手に取り入れる。

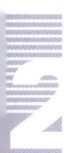

献立例5（p.88〜89）の1日の栄養量

	E(kcal)	水分(g)	P(g)	F(g)	C(g)	食塩(g)
朝	366	451.4	21.0	4.8	58.0	2.8
午前間食	212	148.4	5.4	4.2	40.3	0.4
昼	632	465.9	22.0	23.0	86.1	2.4
午後間食	155	218.3	7.5	3.1	22.5	1.3
夕	413	442.0	26.6	7.2	59.2	3.1
夜間食	122	90.0	2.3	2.4	23.7	0.1
計	1,899	1,816.0	84.7	44.6	289.9	10.0

P:F:C   P 17.8   F 21.1   C 61.0   %

● ここがポイント
① 常食軟菜食は頻回食（6回食）とする。よくかむ（40回以上）。
② 栄養摂取量不足にならいよう注意する。
③ 嗜好を取り入れる。
④ 市販食品を上手に取り入れる。

術前術後

組合せ料理例

まぐろのづけ鉄火丼

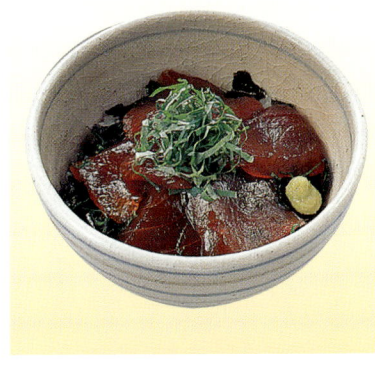

材料・分量（目安量）

まぐろ赤身	40 g	塩	0.5 g
しょうゆ	6 g	焼きのり	0.5 g（板のり 1/2）
ごはん	100 g	青じそ	1 g
酢	8 g	練りわさび	（少々）
砂糖	3 g		

作り方
① まぐろは5切れの薄切りにし，しょうゆに漬けておく。
② 人肌に冷ましたすしめし（酢，砂糖，塩の合わせ酢）を器に盛り，もみのりを散らし，せん切りの青じそをのせ，①のづけまぐろを盛りつける。
③ 練りわさびを少量，②に添える。

● まぐろをねぎとろ状にたたけば，食べやすくなります。

E(kcal)	P(g)	F(g)	食塩(g)
240	13.8	0.9	1.4

五目そうめん

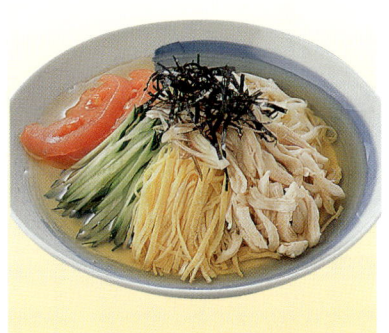

材料・分量（目安量）

そうめん（ゆで）	140 g	きゅうり	20 g	しょうが	3 g
鶏肉（ささ身）	30 g	焼きのり	0.5 g	かけ汁 だし汁	150 g
卵	25 g		（板のり 1/2）	塩	1 g
トマト	30 g	みょうが	5 g	しょうゆ	3 g

作り方
① ささ身は酒蒸しにして，熱いうちに粗めにほぐし，蒸し汁に漬けておく。
② 卵は薄焼きにして錦糸たまごを作る。
③ トマトは湯むきにして，種は取り除き，くし形の薄切りにする。
④ きゅうりはせん切りにする。焼きのりはせん切り，みょうがはせん切り，しょうがはすりおろしておく。
⑤ そうめんをゆで，水洗いして冷まし，ささ身，錦糸たまご，トマト，きゅうり，せん切りのり，みょうがを盛りつける。しょうがを添え，かけ汁をかける。かけ汁は市販のめんつゆを使用してもよい。

● 野菜をほうれんそうに，卵を半熟にすると，温かいそうめん鍋にもなります。

E(kcal)	P(g)	F(g)	食塩(g)
263	16.2	3.5	2.0

ピザトースト

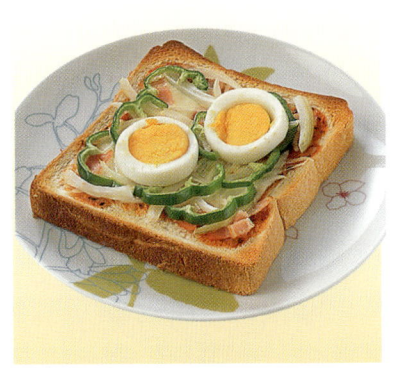

材料・分量（目安量）

食パン	60 g	たまねぎ	10 g
（6枚切り1枚）		ピーマン	5 g
卵	25 g（ゆで卵 1/2）	チーズ	15 g
ショルダーベーコン	5 g	ピザソース	10 g

作り方
① ショルダーベーコンは短冊切り，たまねぎとピーマンは薄切りにしておく。
② 卵はゆでて薄切りにする。
③ 食パンに市販のピザソースを塗り，チーズをのせ，①②の材料を彩りよくのせ，温めたオーブンで焼く。

● ロールパン・クロワッサン・ナンを食パンの代わりにできます。

E(kcal)	P(g)	F(g)	食塩(g)
270	13.4	9.7	1.5

組合せ料理例

汁

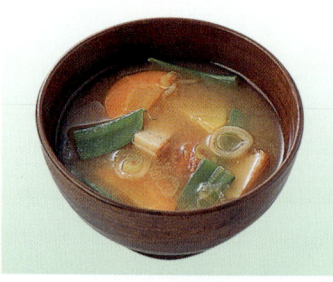

E(kcal)	P(g)	F(g)	食塩(g)
97	4.7	1.4	1.7

薩摩汁

材料・分量（目安量）

さつま揚げ	20 g	さやえんどう	5 g	だし汁	100 g
さつまいも	30 g	長ねぎ	10 g	みそ	10 g
にんじん	10 g				

作り方
① さつま揚げは拍子木切りにして，湯通ししておく。
② さつまいもは太めの半月切りにして，ゆでておく。
③ にんじんは太めの半月切り，さやえんどうは筋を取っておく。ねぎは太めの輪切りにする。
④ 鍋にだし汁を入れ①②とにんじんを加え，火にかける。やわらかくなったらさやえんどうとねぎを加え，みそを溶かし，沸騰直前に火を止める。

● さつま揚げを豆腐に，さつまいもをさといもにすればけんちん汁に。

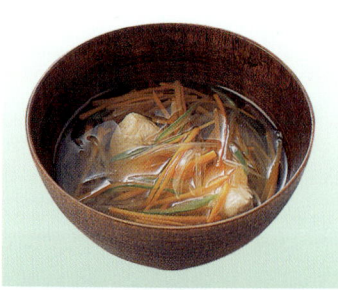

E(kcal)	P(g)	F(g)	食塩(g)
45	6.9	0.5	1.3

沢煮椀風

材料・分量（目安量）

鶏肉（むね 皮なし）	25 g	うど	10 g	
にんじん	15 g	だし汁	120 g	
だいこん	15 g	塩	1 g	
さやいんげん	5 g	しょうゆ	1 g	

作り方
① 鶏肉は2つに切り分け，塩（分量外）を振りかけ，熱湯にくぐらせる。
② 野菜類はせん切りし，うどだけ水にはなし，あくを抜いて水をきっておく。
③ だし汁を火にかけにんじん，だいこん，鶏肉を入れ，塩，しょうゆで味をつけ，煮立ったらいんげんを入れ，最後にうどを入れる。

● 鶏肉は，ひき肉の肉団子でもおいしくいただけます。

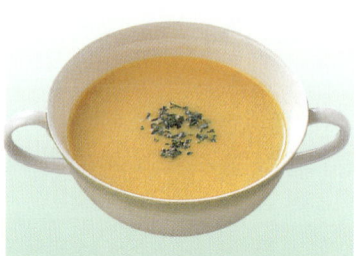

E(kcal)	P(g)	F(g)	食塩(g)
156	4.2	6.5	1.1

かぼちゃのポタージュ

材料・分量（目安量）

かぼちゃ	40 g	ごはん	20 g	塩	1 g
たまねぎ	20 g	鳥がらだし	100 g	パセリ	(少々)
無塩バター	5 g	牛乳	50 g		

作り方
① かぼちゃは皮をむいてさいの目切りにする。
② たまねぎはみじん切りにして，半量のバターで弱火で炒める。
③ 鳥がらだしに①②とごはんを入れ，やわらかくなるまで煮る。冷ましてからミキサーにかけ，鍋に移して火にかけ，牛乳と残りのバターを加え，塩で味を調える。
④ スープ皿に盛りつけ，みじんパセリを飾る。

● にんじん，じゃがいも，スイートコーンなどのポタージュに応用できます。

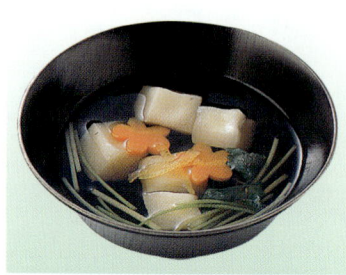

E(kcal)	P(g)	F(g)	食塩(g)
20	1.7	0.1	1.3

はんぺんの清し汁

材料・分量（目安量）

はんぺん	10 g	みつば	5 g	塩	0.8 g
（1/6枚）		ゆず	(少々)	しょうゆ	1 g
にんじん	15 g	だし汁	160 g		

作り方
① はんぺんはさいの目切りにする。
② にんじんは花形を2枚作り，だし汁（分量外）でゆでておく。みつばは3cm幅に切っておく。ゆずは松葉に形を整える。
③ だし汁を火にかけ，はんぺんに火を通し，にんじんを加え火を通す。塩，しょうゆで味をつける。
④ 汁椀に盛りつけ，みつばと松葉ゆずを散らす。

● はんぺんの代わりには，生ふ，小町ふ，錦糸たまご，白身魚，ささ身などバリエーションはさまざまです。

水餃子

材料・分量（目安量）

鶏肉（ひき肉）	40 g	ごま油	1 g
たまねぎ	20 g	卵	5 g
キャベツ	20 g	ぎょうざの皮	50 g（5枚）
塩	0.4 g	みつば	5 g
こしょう	（少々）	鳥がらだし	150 g
にんにく粉	（少々）	塩	0.6 g

作り方
① たまねぎとキャベツはみじん切りにする。ボウルに鶏肉，たまねぎ，キャベツ，塩，こしょう，にんにく粉，ごま油，卵を入れよく練り，5等分にしておく。
② ぎょうざの皮で①を包む。
③ 鳥がらだしを塩で味を調え，沸騰したところに②を入れ，火を通す。
④ 器に盛ってみつばを上にのせる。

● 焼くよりやわらかく仕上がります。

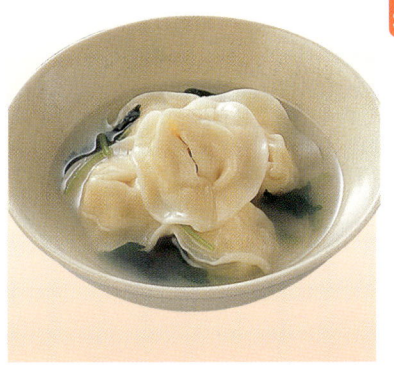

E(kcal)	P(g)	F(g)	食塩(g)
252	15.8	5.9	1.2

白雪蒸し

材料・分量（目安量）

たい	60 g	ながいも	30 g
塩	0.4 g	塩	0.2 g
かたくり粉	2 g	昆布だし	40 g
卵白	20 g	しょうゆ	2 g
		みつば	5 g

作り方
① 切り身のたいを洗い，水きりして塩を振り，かたくり粉をまぶす。皿にのせ10分強火で蒸す。
② ながいもをすりおろし，卵白は滑らかに泡立て混ぜ，塩を混ぜ入れ，蒸したたいの上にのせ，2cm長さのみつばを散らして中火で2分蒸す。
③ 鍋に昆布だしを入れ，沸騰したらしょうゆで味つけし，②の魚の周りに張る。

● ひと手間かけて料理屋さん風の一品に。

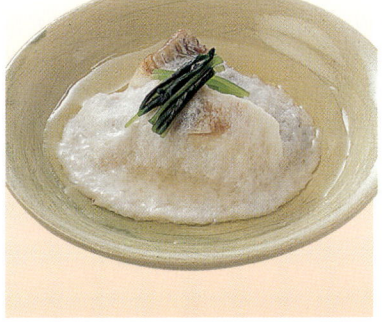

E(kcal)	P(g)	F(g)	食塩(g)
129	15.2	4.1	1.1

茶巾豆腐

材料・分量（目安量）

木綿豆腐	100 g	塩	0.5 g
卵	25 g	みりん	5 g
ほうれんそう	20 g	しょうゆ	3 g（つけしょうゆ）
にんじん	10 g	青じそ	1 g
鶏肉（ひき肉）	15 g		

作り方
① 豆腐は押し豆腐にして水気をきっておく。
② ほうれんそうはゆでて小口切りにしてしぼっておく。にんじんはさいの目切りにしゆでておく。
③ 鶏肉はからいりし冷ましておく。
④ ①の豆腐をボウルに入れすりつぶし，塩，みりんと野菜，溶いた卵を入れ和える。
⑤ 小鉢にラップを張り，④を入れ，茶巾のように口を縛り，強火の蒸し器で8分ほど蒸す。
⑥ 皿に青じそを敷き，蒸した茶巾豆腐をのせる。

● 豆腐入りたまごとじに応用できます。

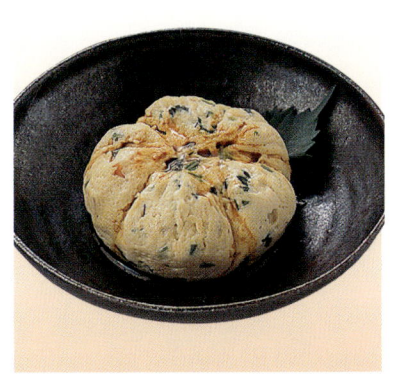

E(kcal)	P(g)	F(g)	食塩(g)
157	13.6	8.1	1.1

組合せ料理例

組合せ料理例

主菜

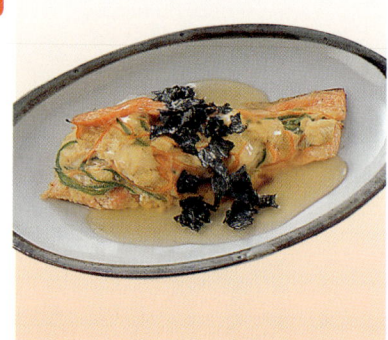

E(kcal)	P(g)	F(g)	食塩(g)
140	17.1	4.8	0.8

さけのけんちん焼き

材料・分量（目安量）

さけ（生）	60 g	卵	10 g
木綿豆腐	30 g	昆布だし	30 g
さやえんどう	5 g	みりん	2 g
にんじん	10 g	うすくちしょうゆ	2 g
しょうゆ	2 g	かたくり粉	1.5 g
みりん	2 g	焼きのり	（少々）（1/4枚）

※右側の昆布だし〜かたくり粉は「あん」

作り方

① さけは観音開きにする。
② 豆腐は水気をきる。さやえんどうとにんじんはせん切りにして，さっとゆでておく。
③ ボウルに②を入れみりん，しょうゆ，溶き卵を入れ和え，さけにはさみ入れ，中火で焼く。
④ 鍋に昆布だし，みりん，しょうゆ，かたくり粉を入れ弱火であんを作る。
⑤ 焼きあがった③に④をかけ，もみのりをかける。

●ホイル蒸しでもおいしくいただけます。

かきのクリーム煮

材料・分量（目安量）

かき	40 g	にんじん	10 g
無塩バター	4 g	そらまめ	10 g（皮むき3コ）
小麦粉	4 g	にんにく粉	（少々）
牛乳	50 g	こしょう	（少々）
鳥がらだし	50 g	塩	0.6 g
たまねぎ	30 g		

作り方

① たまねぎはくし形に切りからいりし，にんじんは花形に切ってゆでておく。フライパンにバターを少々入れ，かきを強火で炒める。そらまめはゆでて，皮をむいておく。
② 残りのバターと小麦粉，牛乳でホワイトソースを作る（p.88参照）。
③ ②に鳥がらだしを加え，①を入れ塩，香辛料で味を調える。

E(kcal)	P(g)	F(g)	食塩(g)
132	6.6	6.0	1.2

●オーブンで焼けばクリーム焼きに変身。かきを白身魚にしてもおいしいです。

副菜

ミニおでん

材料・分量（目安量）

木綿豆腐	50 g	昆布	3 g
はんぺん	30 g（1/2枚）	塩	0.5 g
だいこん	30 g	みりん	5 g
にんじん	30 g	だし汁	80 g

作り方

① だいこんとにんじんは面取りし，片面に十字の包丁を入れておく。
② 鍋にだし汁を入れ，昆布を敷きだいこんとにんじんを入れやわらかく煮ておく。食べやすく切った豆腐とはんぺんを入れ弱火で煮る。

E(kcal)	P(g)	F(g)	食塩(g)
99	7.1	2.5	1.3

●おでんの具はがんもどき，焼き豆腐，つみれなどもおいしい食材です。

パンプディング

材料・分量（目安量）

食パン	30 g	干しぶどう	3 g
牛乳	50 g	砂糖	10 g
卵	25 g	無塩バター	3 g
りんご	30 g		

作り方
① 食パンは大きめのさいの目切りにする。
② ボウルに卵をほぐし，牛乳と半量の砂糖を加えよく混ぜ合わせ，①を加えやわらかくなるまで，漬け込んでおく。冷蔵庫に入れておく。
③ りんごは太めのいちょう切りにして，残りの砂糖を加え煮つめておく。
④ 干しぶどうはぬるま湯で戻しておく。
⑤ ②③④を混ぜ合わせ，グラタン皿に盛りつけ，バターをのせ，オーブンで湯せんにして焼く。

●献立のバランスで牛乳は豆乳を使ってもおいしいです。パンの代わりにカステラでも。

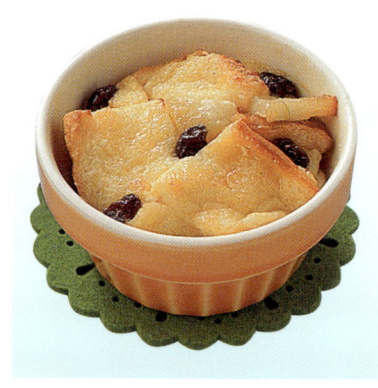

E(kcal)	P(g)	F(g)	食塩(g)
237	7.7	8.3	0.5

ヨーグルトと果物の盛り合わせ

材料・分量（目安量）

プレーンヨーグルト	60 g	黄桃（缶）	20 g
はちみつ	5 g	ブルーベリージャム	10 g
バナナ	20 g	ミントの葉（1枚）	

作り方
① プレーンヨーグルトにはちみつを加え混ぜておく。
② バナナは小口切り，黄桃は汁を除き，くし形切りにする。
③ ガラスの器に①を入れ，②を飾る。その上にブルーベリージャムをかけ，ミントを飾る。

●果物は生でも，コンポートでも良いですが，食物繊維の多い食品は量に注意します。

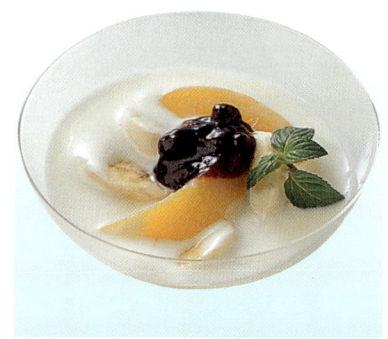

E(kcal)	P(g)	F(g)	食塩(g)
104	2.6	1.9	0.1

カナッペ

材料・分量（目安量）

クラッカー	14 g（4枚）	ホワイトアスパラガス（缶）	15 g
クリームチーズ	15 g	マヨネーズ	3 g
ミニトマト	15 g	卵	15 g
コーンビーフ（缶）	15 g	イクラ	3 g
パセリ	（少々）	サラダな	2 g
かに（缶）	10 g		

作り方
① クラッカーにクリームチーズを塗り，ミニトマト1/4切れをのせる。2枚目のクラッカーにほぐしたコーンビーフをのせ，さらにパセリを散らす。
② 3枚目はかにとホワイトアスパラガスをのせ，マヨネーズを上にかける。
③ 4枚目のクラッカーの上にサラダなをのせ，その上に輪切りのゆでたまごをのせ，その上にイクラをのせる。
④ 平皿にきれいに盛りつける。

●クラッカーの代わりに12枚切りの食パンにバターをぬっても作れます。

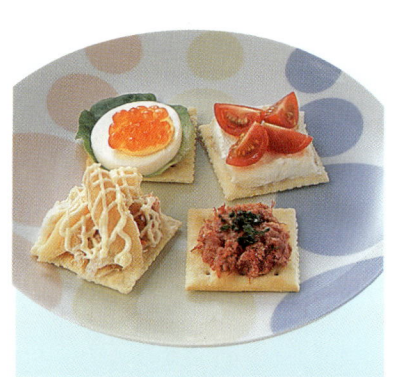

E(kcal)	P(g)	F(g)	食塩(g)
203	10.5	12.0	1.1

組合せ料理例

飲み物

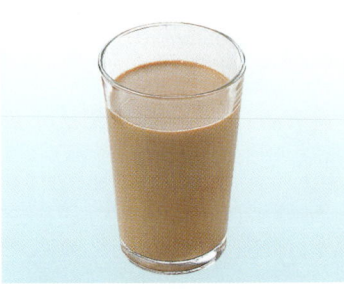

E(kcal)	P(g)	F(g)	食塩(g)
201	8.5	12.4	0.2

ココアセーキ

材料・分量（目安量）

卵黄	18 g（1個）	砂糖	6 g
ココア	3 g	牛乳	150 g

作り方

① ココアと砂糖を鍋に入れ少量の湯で溶かし，冷ましておく。
② 卵黄を冷ました②に入れて，泡立て器で溶きほぐし，十分に冷やした牛乳を加えよく混ぜる。
③ 冷やしたグラスに注ぐ。

● 抹茶やヨーグルトのセーキもおいしいです。

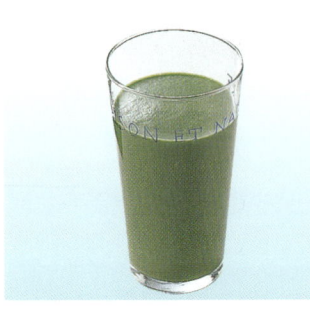

E(kcal)	P(g)	F(g)	食塩(g)
176	6.9	7.0	0.2

レモン風味のいちごミルク

材料・分量（目安量）

いちご	100 g	砂糖	5 g
レモン汁	10 g	牛乳	180 g

作り方

① いちごはきれいに洗ってよく水気をきる。へたを取り除きフォークでつぶし，レモン汁と砂糖を振り混ぜ，冷蔵庫で20分位冷やす。いちごがなじんできたら，冷やした牛乳とよく混ぜ合わせグラスに注ぐ。

● つぶす代わりに，ミキサーにかけてもよいです。ブルーベリー，ラズベリーでもできます。

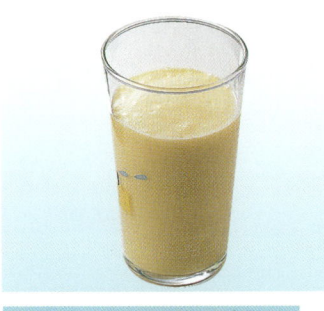

E(kcal)	P(g)	F(g)	食塩(g)
120	4.9	4.1	0.4

スピナッツジュース

材料・分量（目安量）

ほうれんそう	50 g	りんご	50 g
にんじん	30 g	牛乳	100 g
キャベツ	20 g	塩	0.3 g

作り方

① サラダ用ほうれんそうをよく洗い，3 cm幅に切る。にんじんは皮をむき薄切りにし，さっとゆで冷ます。キャベツはやわらかい部分をせん切りにする。
② りんごは小口切りにする。
③ ミキサーのボトルに冷やした牛乳と①②を入れ，塩を加えミキサーにかける。
④ 冷やしたグラスに注ぐ。

● 野菜を手軽にとれる飲み物です。

E(kcal)	P(g)	F(g)	食塩(g)
159	3.8	3.9	0.1

マンゴージュース

材料・分量（目安量）

マンゴー	80 g	砂糖	10 g
レモン汁	10 g	牛乳	100 g

作り方

① マンゴーの皮をむき，さいの目切りにし，ミキサーのボトルに入れる。レモン汁，冷やした牛乳，砂糖を加え，ミキサーにかける。
② 冷やしたグラスに注ぐ。

● びわやいちじくなどの目先の変わったジュースも作れます。

呼吸器疾患

呼吸器疾患の医学 ……… 100
医師：田中　明（女子栄養大学）

栄養食事療法 ……… 103
管理栄養士：石井國男（ちば県民保健予防財団）

食事計画｜献立例 ……… 106
管理栄養士：石井國男（ちば県民保健予防財団）

組合せ料理例 ……… 110
管理栄養士：石井國男（ちば県民保健予防財団）

呼吸器疾患の医学

I. 呼吸器疾患の概要

❶ かぜ症候群

ウイルス，細菌などによる上気道（鼻，咽頭，喉頭）の急性感染性炎症疾患で，原因の80〜90％はウイルス感染です。症状はくしゃみ，鼻汁，咽頭痛，咳，発熱，倦怠感などです。特に，インフルエンザウイルス感染によるものをインフルエンザといい，38℃以上の高熱，頭痛，関節痛，倦怠感などの症状が激しく，高齢者や慢性疾患合併者では重症化します。

❷ 肺炎

肺胞[*1]内腔を主病変とする炎症疾患で，X線検査で肺野に異常陰影を認めます。原因微生物により細菌性肺炎，ウイルス性肺炎，マイコプラズマ肺炎[*2]，真菌性肺炎などに分類されます。症状は高熱，咳，痰，呼吸困難，胸痛などを認め，高齢者では重症化して，現在でも死亡原因の上位を占めています。嚥下障害のある例では痰や食物の誤嚥による嚥下性肺炎を起こします。

❸ 肺結核

抗酸菌である結核菌の感染により生じる肺感染症です。空気感染によりヒトからヒトへ感染します。結核菌の感染者の約10％が発病し，約90％は発病しないまま一生を終えます。

初感染から連続して発病する場合を1次結核，数年から数十年後に発病する場合を2次結核[*3]といいます。肺内に肉芽腫性結節病変が形成され，その内部の乾酪化[*4]，空洞化[*5]を認めます。症状は，咳，痰が2週間以上持続し，微熱，全身倦怠感，体重減少，寝汗，胸痛などがあり，重症化すると喀血を認めます。

❹ 慢性閉塞性肺疾患（COPD）

閉塞性換気障害[*6]を特徴とする疾患群で，肺気腫と慢性気管支炎があります。

慢性気管支炎は，慢性的・反復性の喀痰，咳嗽が2年以上にわたり，そして1年のうち3カ月以上症状が認められるもの，肺気腫は，終末細気管支[*7]より末梢の気腔が異常に拡大し，肺胞壁の破壊を伴うが，明らかな線維化は認められず，かつ，それが永久的に拡張を示す状態，と定義されています。原因は喫煙，大気汚染，粉塵吸入などの環境因子，αアンチトリプシン欠損症，アトピーなどの遺伝因子があります。男女比は10：1で，男性高齢者

---

*1 気管，気管支の末端部は袋状となり，これを肺胞という。肺胞は毛細血管で囲まれ，肺胞と毛細血管の間で，酸素と二酸化炭素のガス交換が行われる。

*2 マイコプラズマの感染による肺炎で，流行発生する。40歳以下の若年層に多く，胸部X線の異常陰影に比較して症状が軽症。

*3 老化，糖尿病，低栄養状態などをきっかけとして発病する。病変は肺の上部，後部に好発する。

*4 組織が融解し，液状の物質に変化する。

*5 組織が限局性の壊死を生じ，その壊死物質が排除された後の組織欠損をいう。

*6 気道内の空気の流速が減少する障害。1秒率が70％以下の場合に判定される。

*7 肺気管支の末端部，終末細気管支は肺胞道を経て肺胞になる。

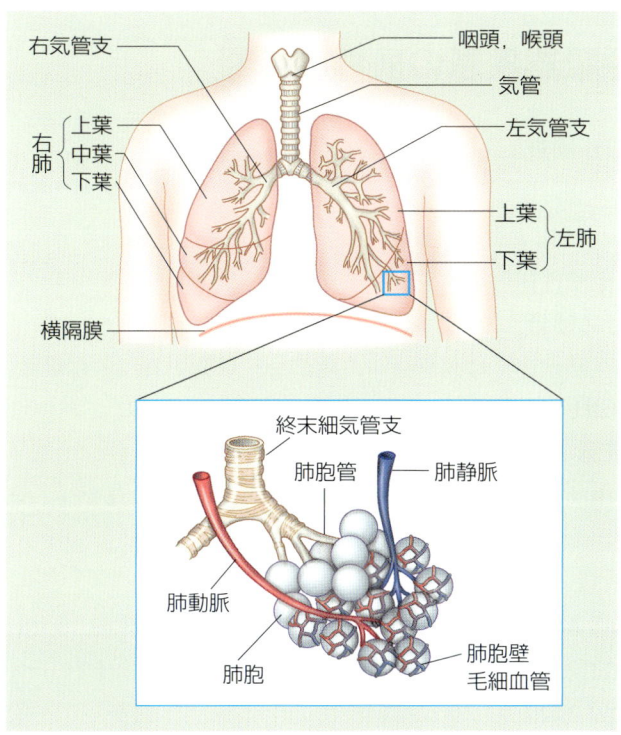

図1　肺の構造

に多く，近年増加しています。

　咳，痰，労作時の呼吸困難などの症状や呼吸器悪液質と呼ばれる特徴的な著しい栄養障害を認めます。

❺ 肺がん

　肺がんは男性のがん死亡原因の第1位，女性の第3位で，喫煙がリスクファクターとして重要で，増加しています。最近，間接（受動）喫煙が問題になっています。

　組織型により扁平上皮がん，腺がん，大細胞未分化がん，小細胞未分化がんに分類されます。扁平上皮がんは肺がんの30〜40％を占め，肺門部の太い気管支に好発し，喫煙と関連が深く，腺がんは肺がんの30〜40％を占め，気管支の末梢部に好発し，喫煙との関連は少ないです。大細胞未分化がんは肺がんの10％弱を占め，喫煙との関連は乏しく，小細胞未分化がんは肺がんの10〜15％を占め，進行が速く予後が悪い，喫煙との関連が深い，という特徴があります。

　いずれも早期には症状は乏しいですが，咳，痰，特に血痰を認めます。浸潤が広がると胸痛，嗄声を生じます。

II. 呼吸器疾患の検査と診断

1．呼吸機能検査

スパイロメトリーという検査装置が使用されます。肺線維症や肺結核では％肺活量[*8]が低下する拘束性換気障害[*9]，慢性閉塞性肺疾患では1秒率[*10]が低下する閉塞性換気障害を認めます。

2．血液ガス検査

慢性閉塞性肺疾患では動脈血中の酸素分圧は低下，二酸化炭素分圧は上昇し，pHが低下する呼吸性アシドーシスを認めます。

3．喀痰検査

結核の診断や肺炎の原因菌の同定には喀痰の細菌検査を行います。また，喀痰の細胞診検査は肺がんの診断に有用です。

4．画像検査

胸部単純X線，CTスキャン検査などがあります。肺炎，結核，肺がんでは肺野の異常陰影，肺気腫では肺透過性の亢進を認めます。

5．その他の検査

肺がんの診断には気管支鏡検査や血液腫瘍マーカー検査を行います。結核の診断にはツベルクリン反応を行います。マイコプラズマ感染では血清抗体価を測定します。

[*8] 肺活量は最大吸気位から最大呼気位までゆっくり呼吸した場合の空気量。年齢，性別，身長により求めた肺活量の予測値に対する％を，％肺活量という。

[*9] 肺の弾力性が低下する障害。％肺活量が80％以下の場合に判定される。

[*10] 最大吸気位から，できるだけ速く，最大努力の呼出をして得られる肺活量を努力肺活量という。呼出し始めて，最初の1秒間に呼出した吸気量を1秒量，1秒量の肺活量に対する％を1秒率という。

III. 呼吸器疾患の治療

1．かぜ症候群，肺炎

かぜ症候群は，対症的に消炎鎮痛解熱剤，抗ヒスタミン剤，鎮咳剤などを使用します。マイコプラズマ，細菌感染には抗生剤，インフルエンザなどウイルス感染には抗ウイルス剤を使用します。

肺炎は，十分な栄養補給と脱水に対しては輸液を行います。細菌検査により原因菌を同定し，感受性のある抗生剤を使用します。

2．肺結核

肺結核は，十分な栄養補給と抗結核剤治療を行います。

3．慢性閉塞性肺疾患

禁煙指導，栄養補給を行います。気道閉塞には気管支拡張剤，重症の場合には持続性の酸素療法が必要となります。

4．肺がん

外科的切除が根本治療です。放射線治療，化学療法も行われます。

栄養食事療法

Ⅰ. 栄養食事療法の考え方

　呼吸器系とは，外呼吸（体内に酸素を取り入れ，二酸化炭素を排出）を営む器官の集まりで気道（鼻腔，咽頭，喉頭，気管）及び肺が属します。
　ここでは次の疾病について，栄養食事療法を述べます。

❶ 慢性閉塞性肺疾患（COPD）

　慢性閉塞性肺疾患は，肺気腫と慢性気管支炎をまとめていいます。
　肺気腫は，肺胞が破壊されてつぶれ，酸素を取り入れて二酸化炭素を排出するガス交換の働きが低下する疾病です。肺気腫では，肺胞の膨潤により肺の容積が大きくなることから横隔膜及び胃が圧迫され，十分な食事量が摂取できなくなると同時に，ガス交換が十分行えないため，呼吸回数並びに呼吸筋のエネルギー消費は増大します。COPDでは，70％に体重減少が認められることが知られています。
　慢性気管支炎とは，空気を取り入れ，放出する通り道である気管支の粘膜に起こる炎症です。ゆっくりと進行するため，異常を感じて受診したときは，重症に陥っている場合が多く，「肺の生活習慣病」とよばれています。

❷ 肺結核

　肺結核のような慢性の消耗性の感染症では，治療法が確立していなかった以前は，長期にわたり栄養状態を良好に保つ必要があり，このため安静と高エネルギー，高たんぱく質，高脂肪食が提唱されてきました。
　しかし医学の進歩に伴い，化学療法が進歩した現在では，過剰摂取による生活習慣病を考慮し，性別，年齢，体重，身長などに応じた栄養バランスの取れた食事とすることが栄養管理の主流となっています。中高年の結核患者に対して，生活習慣病（糖尿病，高血圧など）予防の食事が必要です。

Ⅱ. 栄養基準（栄養補給）

❶ 慢性閉塞性肺疾患（COPD）

　日本呼吸器学会の『COPD診断と治療のためのガイドライン第2版』（2004年）に示されている，COPDに対する栄養管理について，一部改変して述べます。対象は，％IBWが90％未満の栄養障害となります（80％未満は積極的な栄養補給療法の適応となる）。

栄養基準

① COPDでは安静時エネルギー消費量（REE）は亢進しており，十分なエネルギー摂取を促します。通常，30～40 kcal/kg（標準体重）は確保します。

② 十分なたんぱく質を摂取します。代謝亢進の状態にあり，たんぱく質量1日60～80g（全エネルギーの15～20％程度）を確保します。特に分岐鎖アミノ酸（BCAA[*1]）が豊富な食品を摂取することが推奨されています。

③ ミネラル（カリウム，カルシウム，マグネシウム，リン）は呼吸筋の機能維持に重要です。

④ 肺性心を合併している場合は，食塩を制限します。

⑤ 利尿薬投与時はカリウムを補給します。

⑥ 炭水化物の過剰摂取は控えます。摂取エネルギーの50％以内程度とします。呼吸商を考慮した栄養管理について，高脂肪食が有効です。

[*1] BCAAは必須アミノ酸であるバリン，ロイシン，イソロイシンを含む。

❷ 肺結核

バランスの良い食事（「日本人の食事摂取基準」に基づいた内容）で，糖尿病，肥満などの合併症を生じないように注意します。

Ⅲ．栄養食事療法の進め方

❶ 慢性閉塞性肺疾患（COPD）

安定した状態で，特に栄養状態の低下も見られない場合には普通食で栄養管理は可能です。筋たんぱくの分解が亢進し，分岐鎖アミノ酸の血中濃度が低下するので，分岐鎖アミノ酸／芳香族アミノ酸比（フィッシャー比）を補正する栄養剤を使用する場合もあります。

高齢者では，加齢に伴い基礎代謝・身体活動が低下するためにそれぞれの人が必要とするエネルギー量も減少しますが，この減少は個人差が大きくなります。また，咀嚼・嚥下障害のあるときは，原因を見極め，その対応をすることで，できるだけ口から食事が摂取できるようにします。

❷ 肺結核

消耗性疾患のため，常に評価（体重減少や低栄養状態など）を行います。

① 身体計測：身長，体重，体重の変化，標準体重比，上腕筋囲など。

② 生化学指標値：血清たんぱく質，アルブミンなど。

また，食事調査により，栄養バランスなどのチェックをしながら，身体計測，生化学指標値などを参考に是正していきます。

Ⅳ. 食事計画（献立）の立て方

❶ 慢性閉塞性肺疾患（COPD）

栄養基準により食品構成を作成し，主食，主菜，副菜，汁物などの基本形態で構成します。また，喫食率を高めるため，嗜好や食習慣，分量などを配慮し，高齢者には咀嚼・嚥下障害に対する考慮も必要です。

❷ 肺結核

栄養基準により食品構成を作成し，主食，主菜，副菜，汁物などの基本的形態で構成します。
1. 喫食率を高めるため，嗜好や食習慣，分量等を配慮します。
2. 季節や行事などを考慮して，献立に変化を持たせます。
3. 排菌者の場合には，食器の取り扱い（消毒等）に注意します。

Ⅴ. 栄養教育

❶ 慢性閉塞性肺疾患（COPD）

一般に BMI が 25 以上の肥満者の割合は，高齢期でも 20 ％を超えていて，過栄養や生活習慣病が大きな医学的・栄養学的問題です。また，自立高齢者では男女共に肥満・高コレステロール血症などの脂質異状症・高血圧・高血糖を高率に認めています。一方で寝たきりの高齢者や要介護高齢者においては，むしろたんぱく質・エネルギー低栄養状態に代表される低栄養（PEM）が問題となっています。この低栄養の進行は，免疫機能の低下，易感染性が更新し，肺炎などの感染症を合併することがあるので，指導上注意をします。

また，咀嚼・嚥下障害のある場合，食材の選択，調理上の工夫などを指導するとともに，要介護高齢者には便利な自助具[*2]についても指導します。

*2 自助具：介護用品として，自力摂取しやすいように工夫された滑り止めのついたお盆，すくいやすい器や持ちやすいスプーン・フォークなどがある。（第9巻参照）

❷ 肺結核

免疫力を高める食生活を指導します。良質のたんぱく質を摂取するほか，ビタミン E，β カロテンなどのビタミンを多く含む食品や亜鉛，セレンなどのミネラルが不足しないようバランスよく摂取します。しかし，脂質についてはとり過ぎないようにします。食生活全般について食事を楽しみ，ストレスのない生活をすることが大切です。

食事計画 | 献立例 1　　1,600 kcal

各食ごとに汁物を取り入れ，のど越しよく，食べやすく

朝

献立	1人分材料・分量（目安量）	作り方
全がゆ（主食）	全がゆ 250 g	
なすのみそ汁（汁）	なす 30 g 油揚げ 3 g みそ 12 g だし汁 150 g	① なすはへたを取り，半割とし1cm程度の厚さに切り，水に浸す。油揚げは熱湯を通し油抜きをし，細切りとする。 ② だし汁になすを入れ，やわらかくなったらみそを溶き入れ，油揚げを加え，沸騰直前に火を止める。
洋風ポーチドエッグ（主菜）	卵 50 g ほうれんそう 40 g 固形コンソメ 1 g 水 100 g バター 3 g 塩 0.1 g	① ほうれんそうはゆでて，3cm程度に切る。 ② 酢と塩少々（分量外）を入れた水を沸騰させた後弱火にし，卵を静かに割り落とし，固まったら網ですくい水気をきる。 ③ 水と固形コンソメでスープを作り，バター，塩で味つけをする。 ④ スープに②のポーチドエッグを入れ，①を添える。
煮豆（副菜）	うずら豆 30 g	
焼きのり（副菜）	焼きのり 1 g	

昼

献立	1人分材料・分量（目安量）	作り方
ごはん（主食）	ごはん 130 g	
とろろこんぶ汁（汁）	長ねぎ 5 g 削り昆布 3 g だし汁 150 g 塩 0.6 g しょうゆ 2 g	① ねぎは細い小口切りにする。 ② だし汁を煮立て，塩，しょうゆで調味する。 ③ 汁椀に削り昆布と①を入れ，②を注ぐ。
ぶりの照り焼き（主菜）	ぶり 70 g しょうゆ 5 g みりん 5 g だいこん 30 g しょうゆ 3 g レモン 10 g	① 調味料を合わせ，ぶりを漬けて30分程度置く。 ② 焼き網を熱し，汁気をきった①を表側からのせて焼く，焼き色がついたら裏返し，火を通す。 ③ ①の漬汁を煮立てとろりとしたら②に塗り，照りをつける。 ④ しょうゆをかけただいこんおろしとレモンの輪切りを添える。
こまつなの煮浸し（副菜）	こまつな 70 g 生揚げ 30 g 油 3 g みりん 3 g しょうゆ 4 g だし汁 50 g しょうが 1 g	① こまつなは洗い，蒸しゆでして水に取り，適当に切る。 ② 生揚げは拍子木切りにし，熱湯をかけ油抜きをする。 ③ 鍋に油を入れて①と②を炒め，だし汁，みりん，しょうゆで味を調える。 ④ 針しょうがを飾り，盛りつける。
ぶどう（デザート）	ぶどう 100 g	（よく洗い，消毒薬等を落とす。）

呼吸器疾患

呼吸器疾患

献立	1人分材料・分量（目安量）	作り方
夕 ごはん（主食）	ごはん 130 g	
そうめん汁（汁）	そうめん（ゆで）25 g 油揚げ 10 g 長ねぎ 5 g だし汁 180 g 塩 0.6 g しょうゆ 2 g	① そうめんはゆでておく。 ② 油揚げは細切りにし，熱湯を通し，油抜きをする。 ③ ねぎは細い小口切りにする。 ④ だし汁を沸かし，調味料を入れる。 ⑤ ②を入れ，沸騰直前に火を止める。 ⑥ 汁椀に①を入れ，⑤を注ぎ，③の薬味を入れる。
チキンのトマト煮（主菜）	鶏肉（もも 皮つき）60 g 　塩 0.3 g 　こしょう（少々） たまねぎ 30 g にんじん 20 g じゃがいも 50 g ピーマン 15 g 油 6 g 小麦粉 6 g トマトピューレ 25 g 白ワイン 3 g 固形コンソメ 0.7 g 水 150 g 塩 0.3 g こしょう（少々）	① 鶏肉はそぎ切りし，塩，こしょうを振る。 ② たまねぎは大きめのいちょう切りにする。 ③ にんじんは小指大に切り，面取りをする。 ④ じゃがいもはやや大きめに形よく切る。 ⑤ ピーマンは種を除き 1/4 割とし，2 cm 幅に切る。 ⑥ 鍋に油を熱し，①を炒め，小麦粉を振り入れて混ぜ，トマトピューレ，白ワイン，固形コンソメ，水を入れてよく混ぜる。 ⑦ 煮立ったら火を弱めあくを取り，②③を 20～30 分煮込む。 ⑧ ④を加え，しばらくした後⑤を入れ，やわらかくなるまで煮る。 ⑨ 最後に塩，こしょうで調味する。
わけぎの酢みそ和え（副菜）	わけぎ 40 g 生わかめ 15 g かまぼこ 15 g みそ 5 g 砂糖 2 g だし汁 10 g 酒 2 g 酢 5 g 練りがらし（少々）	① わけぎは熱湯に入れて，再沸騰後 1～2 分ゆで冷ます。 ② ①をしごいてぬめりを出し，3 cm の長さに切る。 ③ わかめは水洗いし，熱湯にさっと通して水に取り，水気をきって一口大に切る。 ④ かまぼこは細めの短冊切りとし，さっと湯通しする。 ⑤ 鍋にみそ，砂糖，だし汁，酒を入れて混ぜ，火にかけてぼってりするまで練り，冷ましてから酢と練りがらしを加える。 ⑥ ②～④の水気をきり，⑤で和える。

献立	1人分材料・分量（目安量）	作り方
間食 牛乳ゼリー	牛乳 100 g ゼラチン 2.5 g 砂糖 3 g	① 粉末ゼラチンに牛乳を加え，砂糖を入れて煮溶かす。 ② 冷やし固め食べる直前まで冷蔵庫へ入れておく。

1日の栄養量

	E(kcal)	P(g)	F(g)	食塩(g)
朝	403	15.1	10.2	2.5
昼	589	25.0	19.5	3.1
夕	616	22.2	19.0	3.4
間食	87	5.5	3.8	0.1
計	1,695	67.8	52.5	9.1

P：F：C　P 16.0　F 27.9　C 56.1　%

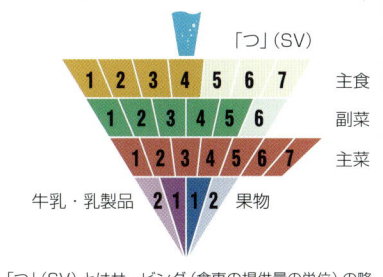

食事バランスガイド

「つ」(SV) とはサービング（食事の提供量の単位）の略

食事計画献立例1　107

食事計画 | 献立例 1　　　1,600 kcal

朝

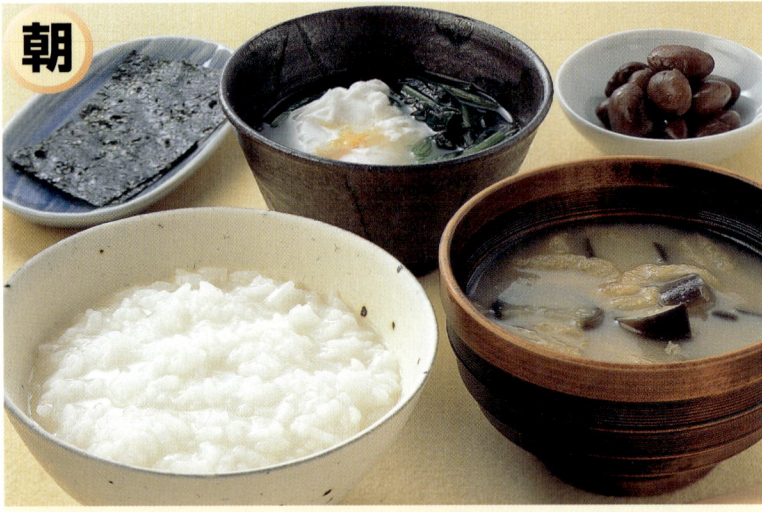

●卵は高齢者でも食べやすいよう温泉たまご風に

- **主食**　全がゆ
- **汁**　なすのみそ汁
  variation　わかめスープ　p.111
- **主菜**　洋風ポーチドエッグ
  variation　目玉焼き
- **副菜**　煮豆
  variation　うぐいす豆
- **副菜**　焼きのり

	E(kcal)	P(g)	F(g)	食塩(g)
全がゆ	178	2.8	0.3	0.0
なすのみそ汁	44	2.8	1.7	1.6
洋風ポーチドエッグ	108	7.1	7.8	0.8
煮豆	71	2.0	0.4	0.1
焼きのり	2	0.4	0.0	0.0

昼

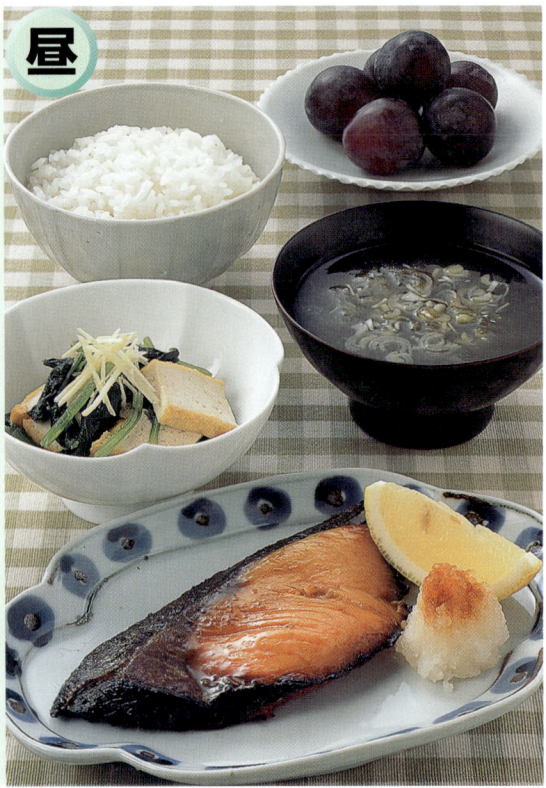

●典型的な和食の献立で、さっぱりと

- **主食**　ごはん
- **汁**　とろろこんぶ汁
  variation　とろろ汁もみのりかけ　p.111
- **主菜**　ぶりの照り焼き
  variation　まながつおのおろし煮　p.112
- **副菜**　こまつなの煮浸し
  variation　青菜とかまぼこのしょうゆ和え　p.113
- **デザート**　ぶどう

	E(kcal)	P(g)	F(g)	食塩(g)
ごはん	218	3.3	0.4	0.0
とろろこんぶ汁	9	0.8	0.0	1.2
ぶりの照り焼き	208	15.8	12.4	1.2
こまつなの煮浸し	94	4.7	6.5	0.6
ぶどう	59	0.4	0.1	0.0

呼吸器疾患

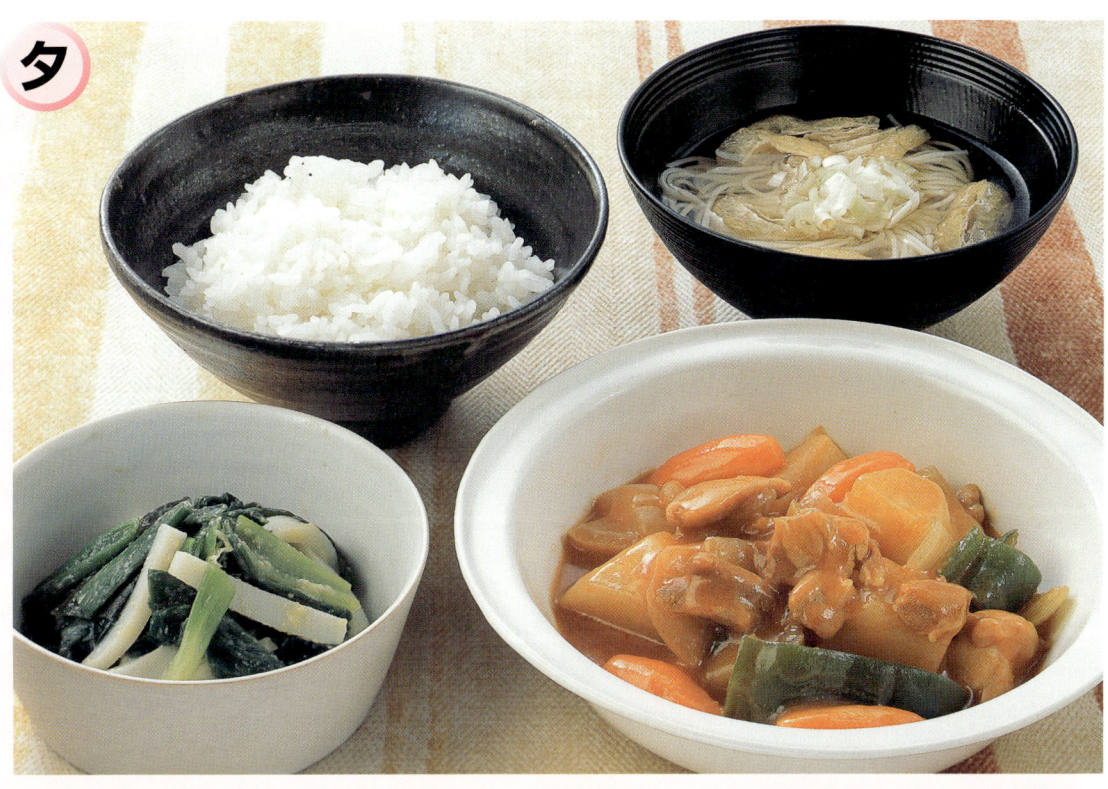

夕

●そうめん汁はのど越しよく，酢みそ和えで食欲増進を

	E(kcal)	P(g)	F(g)	食塩(g)
ごはん	218	3.3	0.4	0.0
そうめん汁	77	3.5	3.5	1.1
チキンのトマト煮	271	12.1	14.7	1.0
わけぎの酢みそ和え	50	3.4	0.5	1.2

主食 ごはん

汁 そうめん汁
variation かき玉汁 *p.111*

主菜 チキンのトマト煮
variation チキンハンバーグ *p.112*

副菜 わけぎの酢みそ和え
variation チーズと野菜のサラダ *p.113*

間食

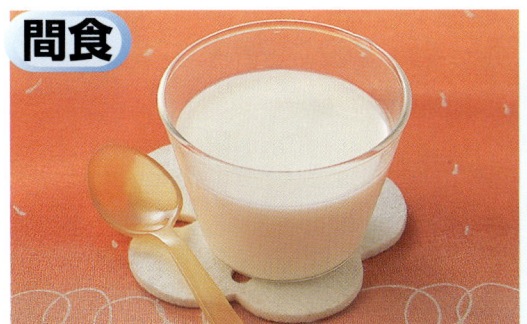

間食 牛乳ゼリー
variation りんごとキウイのヨーグルトかけ *p.114*

	E(kcal)	P(g)	F(g)	食塩(g)
牛乳ゼリー	87	5.5	3.8	0.1

食事計画献立例1

組合せ料理例

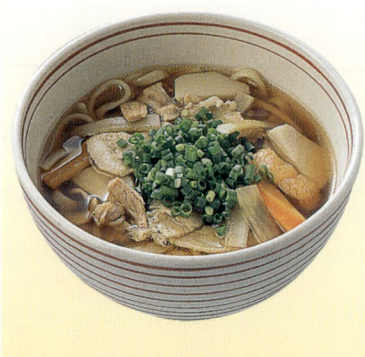

けんちんうどん

材料・分量（目安量）

うどん（ゆで）	200 g	さといも	20 g	油	3 g
（乾めん70 g）		にんじん	10 g	だし汁	400 g
豚肉（ばら）	50 g	ごぼう	10 g	しょうゆ	17 g
油揚げ	5 g	万能ねぎ	10 g	みりん	12 g
だいこん	20 g				

作り方

① 豚肉は一口大に切る。油揚げは熱湯を通し短冊に切る。ごぼうは短冊に切り水にさらす。だいこん，にんじんも短冊に切る。
② さといもは1 cm長さの輪切りにする。
③ 油を熱し，①を炒める，油が全体に回ったらだし汁を加える。煮立ったら火を弱めあくを取り，さといもを加えてやわらかくなるまで煮る。しょうゆ，みりんで調味する。
④ うどんはややかためにゆで，ざるにとって水洗いし，水気をきる。
⑤ 器にうどんを入れ，③の具と煮汁をかける。万能ねぎをのせる。

●うどんはたっぷりのお湯で強火でゆでましょう。

E(kcal)	P(g)	F(g)	食塩(g)
573	18.4	23.4	3.9

冷やし鉢そうめん

材料・分量（目安量）

そうめん（ゆで）	220 g	みりん	6 g
（乾めん80 g）		しょうゆ	12 g
ゆでたまご	25 g	万能ねぎ	3 g
きゅうり	15 g	みょうが	5 g
トマト	15 g	わさび	（少々）
だし汁	70 g		

作り方

① だし汁とみりん，しょうゆを合わせ火にかけ，ひと煮立ちさせた後冷ます。
② 万能ねぎは小口切り，みょうがはせん切り，わさびとともに小皿に盛る。
③ そうめんはたっぷりの熱湯でゆで，流水にさらしもみ洗いする。
④ ゆでたまごは輪切り，きゅうりは縦4等分して斜め切り，トマトは薄切りとする。
⑤ ③を器に盛って，氷水を張り，④を彩りよくのせる。①のつけ汁と②を添える。

●そうめんは手早く冷水にとって冷やすのがこつです。

E(kcal)	P(g)	F(g)	食塩(g)
349	12.4	3.6	2.4

くりごはん

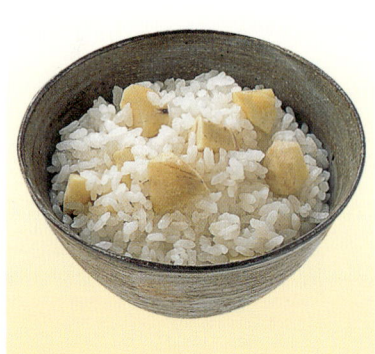

材料・分量（目安量）

米	80 g	酒	4 g
水	105 g	塩	1 g
くり	40 g（大2個）		

作り方

① 米は洗って，130％増しの水に30分程漬ける。
② くりは食べやすく8つ割にする。
③ ①の水を小さじ1杯すくい捨て，②のくりと酒，塩を加えて普通に炊く。

●渋皮は包丁でていねいにむきましょう。

E(kcal)	P(g)	F(g)	食塩(g)
355	6.0	0.9	1.0

とろろ汁もみのりかけ

材料・分量（目安量）

やまといも	80 g	しょうゆ	3 g
だし汁	120 g	焼きのり	0.5 g
塩	0.3 g		

作り方
① やまといもは皮をむき，酢水につけた後，おろし金でおろしすり鉢でする。
② だし汁を作り，塩，しょうゆで調味して自然に冷ましておく。
③ ①に②を加えてのばす。
④ 器に盛り，もみのりをかける。

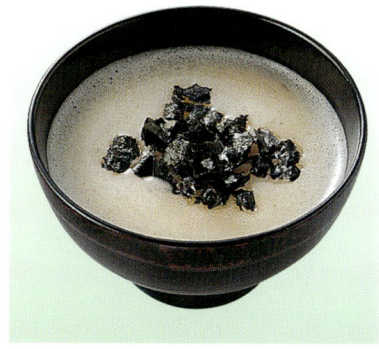

●だし汁は熱すぎるといもの粘りがなくなったり，冷たすぎると，とろろがなじみません。

E(kcal)	P(g)	F(g)	食塩(g)
105	4.6	0.3	0.9

わかめスープ

材料・分量（目安量）

生わかめ	20 g	塩	0.3 g
長ねぎ	15 g	しょうゆ	2 g
油	2 g	いりごま	1 g
だし汁	150 g	みつば	3 g
固形コンソメ	1 g		

作り方
① 鍋に油を引き，斜め切りにしたねぎを入れ，さっと炒め，だし汁を加える。
② 煮立ったら固形コンソメ，塩，しょうゆで調味し，生わかめを入れる。
③ みつばをのせ，少々切り込んだいりごまをかける。

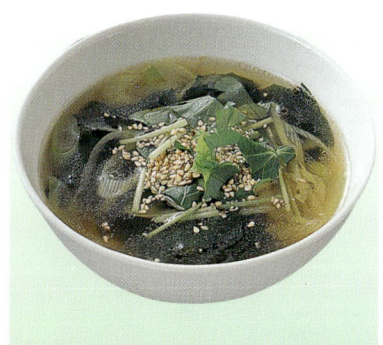

●生わかめは，塩蔵品を戻したものを指すのが一般的です。本当の「生」は3～6月頃に採れます。

E(kcal)	P(g)	F(g)	食塩(g)
39	1.6	2.8	1.4

かき玉汁

材料・分量（目安量）

卵	25 g	しょうゆ	1 g
だし汁	5 g	かたくり粉	2 g
だし汁	150 g	みつば	5 g
塩	0.8 g		

作り方
① 卵を溶きほぐし，だし汁を小さじ1杯混ぜる。
② だし汁を煮立て調味料で調味し，水溶きかたくり粉を入れる。煮立ったら①を少しずつ入れ，半熟で火を止める。
③ 器に盛り，みつばをちらす。

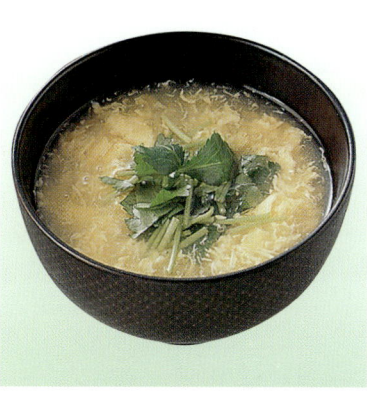

●穴じゃくしを通して卵を入れるとうまくできます。火を止めるタイミングに要注意。

E(kcal)	P(g)	F(g)	食塩(g)
50	4.0	2.7	1.2

組合せ料理例

主菜

まながつおのおろし煮

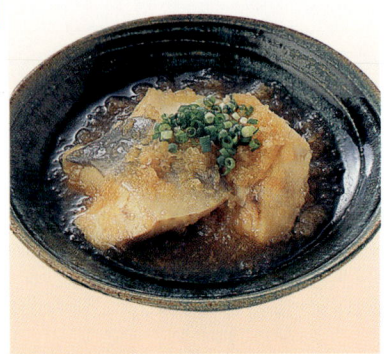

材料・分量（目安量）

まながつお	80 g	みりん	5 g
かたくり粉	8 g	しょうゆ	6 g
油	6 g	わけぎ	1 g
だいこん	50 g		
だし汁	60 g		

作り方
① まながつおは，かたくり粉をつけ，油で揚げる。
② だいこんはおろしておく。
③ だし汁にみりん，しょうゆを入れて煮て，①を入れる。
④ 最後にだいこんおろしを入れて，さっと煮る。
⑤ 細かく切ったわけぎを飾る。

E(kcal)	P(g)	F(g)	食塩(g)
249	14.7	14.8	1.3

●だいこんおろしは煮すぎないように注意します。

チキンハンバーグ

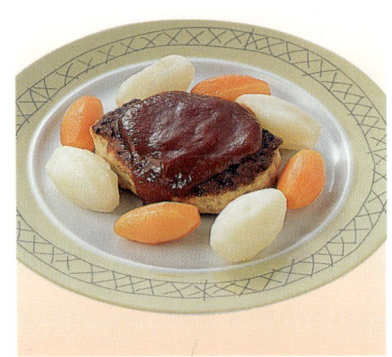

材料・分量（目安量）

鶏肉（ひき肉）	60 g	パン粉	5 g	じゃがいも	40 g
たまねぎ	30 g	油	5 g	にんじん	30 g
卵	5 g	ケチャップ	15 g	砂糖	2 g
牛乳	5 g	中濃ソース	5 g	マーガリン	1 g
固形コンソメ	1 g				

作り方
① たまねぎはみじん切りにしてよく炒める。
② じゃがいもは1/4に切り，面取りする。
③ にんじんはグラッセ用に切り，面取りする。
④ 鶏肉，たまねぎ，卵，牛乳，固形コンソメ，パン粉をよく混ぜ丸める。
⑤ 熱したフライパンに油を引き，④のハンバーグを両面焼き上げる。
⑥ フライパンの煮汁に，ケチャップ，ソースを加えて弱火で煮込みたれを作る。
⑦ ⑥に⑤を入れて煮込む。②③はゆで，③は砂糖とマーガリンで甘煮する。
⑧ 皿にハンバーグを盛り，じゃがいも，にんじんを付け合わせ，たれをかける。

E(kcal)	P(g)	F(g)	食塩(g)
270	15.5	12.0	1.5

●たまねぎは炒めてからひき肉と合わせると風味が増します。

揚げ出し豆腐

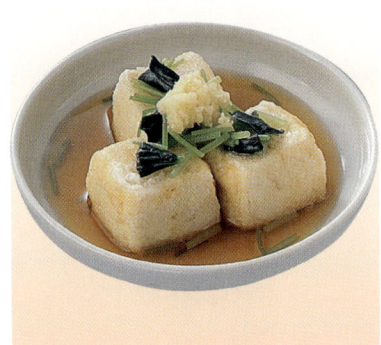

材料・分量（目安量）

豆腐	120 g	うすくちしょうゆ	8 g
かたくり粉	12 g	みりん	5 g
油	12 g	だし汁	120 g
しょうが	3 g	みつば	5 g

作り方
① 豆腐は重石をして，水気をきっておく。
② しょうがはおろしておく。
③ ①を3つ程度に切り，かたくり粉をまぶし，油を180℃位に熱して揚げる。
④ うすくちしょうゆとみりん，だし汁でたれを作る。
⑤ みつばはさっと熱湯をかけ，2cm位に切る。
⑥ 器に豆腐を盛り，たれをかけ，上におろししょうがとみつばを添える。

E(kcal)	P(g)	F(g)	食塩(g)
258	9.1	17.2	1.4

●豆腐はよく水気をきりましょう。食べる直前に熱いだし汁をかけます。

副菜

青菜とかまぼこのしょうゆ和え

材料・分量（目安量）

| ほうれんそう | 70 g | しょうゆ | 3 g |
| 笹かまぼこ | 10 g | わさび | （少々） |

作り方
① ほうれんそうは熱湯で色よくゆで，冷水にさらし水気をきって3～4cmに切る。
② 笹かまぼこは，拍子木切りとする。
③ わさびしょうゆでよく和え，盛りつける。

●わさびで食欲増進を。加工食品は食塩量に注意しましょう。

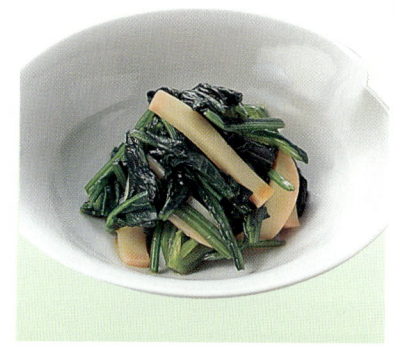

E(kcal)	P(g)	F(g)	食塩(g)
26	3.0	0.4	0.7

チーズと野菜のサラダ

材料・分量（目安量）

プロセスチーズ	25 g	りんご	30 g
じゃがいも	40 g	マヨネーズ	20 g
塩	0.3 g	塩	0.3 g
にんじん	10 g	こしょう	（少々）
きゅうり	20 g	レタス	10 g
セロリー	10 g		

作り方
① じゃがいもは5mm角4cm長さの棒状に切り，ゆでてざるに取り塩を振る。
② にんじんは①と同様に切ってゆでる。
③ きゅうり，セロリー，りんごは①と同様の大きさに切る。
④ チーズも①と同様の大きさに切る。
⑤ マヨネーズ，塩，こしょうを混ぜ合わせ，①〜④を加える。
⑥ 器にレタスを敷き，⑤を盛る。

●マヨネーズをたっぷり使って脂肪量を確保します。

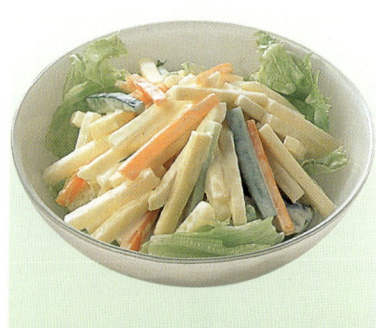

E(kcal)	P(g)	F(g)	食塩(g)
281	7.1	21.7	1.7

なすと鶏肉のそぼろ煮

材料・分量（目安量）

鶏肉（もも ひき肉）	15 g	だし汁	30 g
なす	60 g	砂糖	3 g
さやいんげん	15 g	しょうゆ	5 g
油	3 g		

作り方
① なすは半割りにし，薄めの斜め切りにする。あくを取るため水に漬ける。
② さやいんげんは筋を取り，細めの斜め切りにする。
③ 鍋に油を熱し，鶏肉を炒めた後，①②を入れて炒め，だし汁を加える。
④ ③に砂糖，しょうゆを加えて調味する。

●そぼろをだし汁で煮ることで，材料を工夫して，高齢者に合わせた一品です。

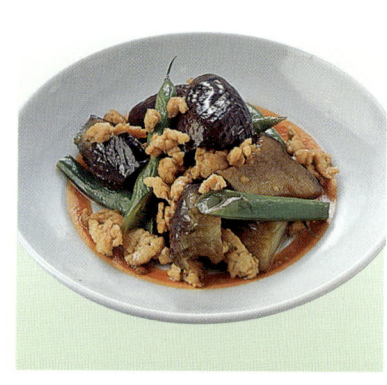

E(kcal)	P(g)	F(g)	食塩(g)
90	3.9	5.2	0.8

組合せ料理例

組合せ料理例

デザート・間食

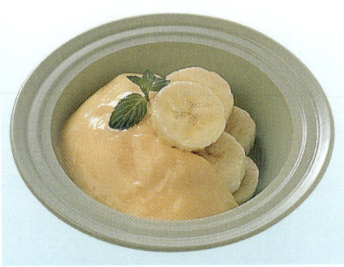

E(kcal)	P(g)	F(g)	食塩(g)
215	6.6	10.4	0.1

バナナのカスタードクリームかけ

材料・分量（目安量）
バナナ	50 g	卵黄	25 g
砂糖	8 g	牛乳	50 g
小麦粉	3 g		

作り方
① 砂糖，小麦粉に卵黄と牛乳を混ぜ合わせたものを加えてこしておく。
② ①を弱火にかけ，焦げないように混ぜ合わせながら少しとろりとするまで煮，冷ましておく。
③ 食べるときにバナナを輪切りにして，②のカスタードクリームをかける。

● カスタードクリームは加熱が不十分ですとうまく仕上がりません。

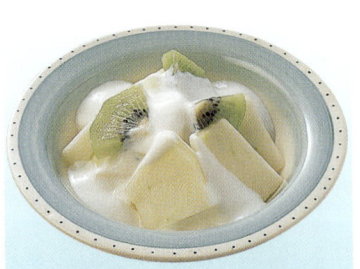

E(kcal)	P(g)	F(g)	食塩(g)
74	2.2	1.6	0.1

りんごとキウイのヨーグルトかけ

材料・分量（目安量）
りんご	50 g	プレーンヨーグルト	50 g
キウイ	30 g		

作り方
① 果物は皮をむき，食べやすい大きさに切る。食べる直前にヨーグルトと和える。

● ヨーグルトはサラダや果物に合います。

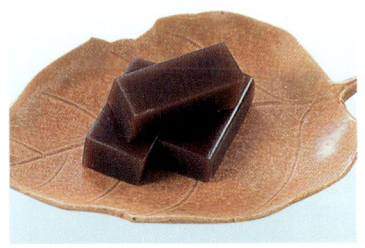

E(kcal)	P(g)	F(g)	食塩(g)
66	2.9	0.2	0.0

水ようかん

材料・分量（目安量）
粉寒天	0.4 g	砂糖	5 g
水	30 g	塩	（微量）
こしあん	30 g		

作り方
① 粉寒天は，30分位水（分量外）に漬ける。
② 鍋に分量の水を入れ，①の寒天を水気をしぼってさらに細かくちぎって煮溶かし，砂糖を加えて再び火にかけ，こしあんを加えてよく混ぜ，ごく微量塩をする。
③ 2〜3分煮詰めて火からおろし粗熱が取れたら流し缶に注いで冷やし固める。

● 夏の食欲のないときでも，滑らかな口当たりのよさが高齢者に喜ばれます。

もものコンポート

材料・分量（目安量）
もも	50 g
砂糖	5 g

作り方
① 鍋にももがかぶるくらいの水を入れ，そこに砂糖を入れて中火で煮る。落しぶたをしてももが空気にあたらないようにする。

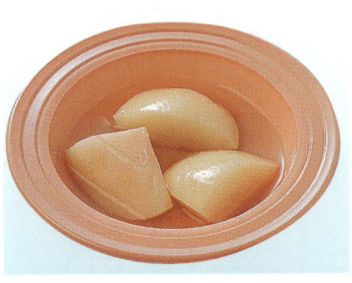

E(kcal)	P(g)	F(g)	食塩(g)
39	0.3	0.1	0.0

● 他の材料としては，りんご，いちごなどがあります。

内分泌疾患

内分泌疾患の医学 ……… 116
医師：田中　明（女子栄養大学）

栄養食事療法 ……… 121
管理栄養士：石井國男（ちば県民保健予防財団）

食事計画｜献立例 ……… 124
管理栄養士：石井國男（ちば県民保健予防財団）

組合せ料理例 ……… 128
管理栄養士：石井國男（ちば県民保健予防財団）

内分泌疾患の医学

Ⅰ. 内分泌疾患の概要

❶ 脳下垂体疾患

脳下垂体は前葉と後葉に区分され，前葉は成長ホルモン（GH），プロラクチン*1，黄体化ホルモン（LH）*2，卵胞刺激ホルモン（FSH）*3，副腎皮質刺激ホルモン（ACTH），甲状腺刺激ホルモン（TSH），後葉は抗利尿ホルモン（ADH，バソプレシン），オキシトシン*4を分泌します。腫瘍などの原因で分泌増加や低下を起こします。前葉ホルモンは視床下部ホルモン*5の調節を受けます。

1．下垂体性巨人症・末端肥大症

下垂体腺腫により GH 分泌が亢進して起こる疾患で，骨発育が停止してから発症すると末端肥大症，骨発育の停止前に発症すると下垂体性巨人症になります。末端肥大症では，手足，鼻，耳，口，口唇の肥大，下顎，眉弓，頬骨の突出，皮膚，皮下組織，舌，内臓の肥大を認めます。また，GH の作用により糖尿病，高血圧，脂質異常症が起こります。

2．下垂体性小人症

GH の分泌欠損により均整のとれた小人になります。知能は正常です。

3．尿崩症

ADH の分泌障害により，腎集合管での水の再吸収が抑制され，4〜10ℓ／日の著しい多尿と口渇，多飲を生じます。

4．ADH 不適合分泌症候群

ADH の不適切な分泌が持続すると体液貯留，低ナトリウム血症を起こします。高度の低ナトリウム血症は食欲不振，悪心，嘔吐，意識障害を起こし

---

*1 女性において乳腺を発達させ，乳汁の産生と分泌を促す。

*2 男性では精巣に作用して男性ホルモン（テストステロン）の産生と分泌を促す。女性では排卵を誘発し，排卵後は黄体形成を促して黄体ホルモン（プロゲステロン）の分泌を促進する。黄体化ホルモンと卵胞刺激ホルモンは性腺刺激ホルモン（ゴナドトロピン）と総称される。

*3 男性では精巣の発達と精子の形成を促す。女性では卵巣に働き卵胞の成熟を促し，卵胞ホルモン（エストロゲン）の産生と分泌を促進する。

*4 分娩時の子宮の収縮を促進し，分娩後は乳汁の排出を促す。

*5 間脳の視床下部から分泌されるホルモンで，下垂体前葉ホルモンの分泌を刺激する放出ホルモンと抑制する抑制ホルモンがある。

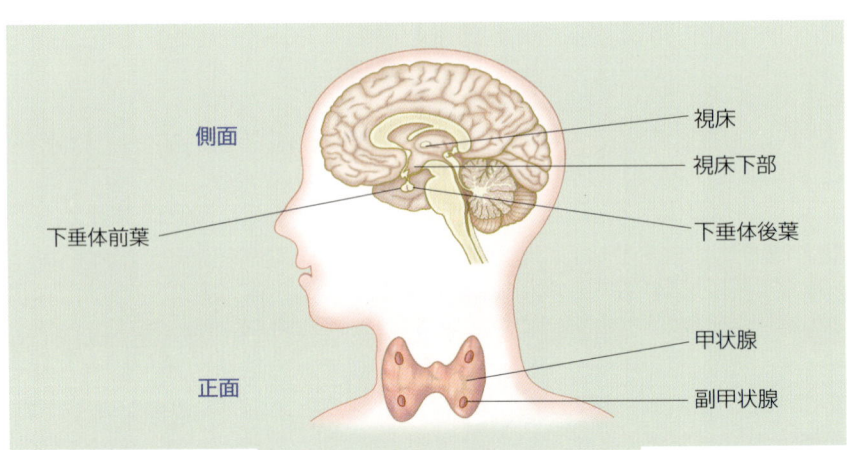

図1　内分泌腺

ます。慢性閉塞性肺疾患，腫瘍などで起こります。

5．その他の下垂体疾患

分娩時の下垂体壊死による下垂体機能低下症をシーハン症候群といいます。

❷ 甲状腺疾患

食事で摂取されたヨードと合成されたサイログロブリンから，甲状腺ホルモンのサイロキシン（T_4）とトリヨードサイロニン（T_3）が合成されます。T_4 と T_3 の合成・分泌は下垂体の TSH の調節を受けており，血中 T_3，T_4 が増加するとフィードバック[*6]により TSH 分泌は抑制されます。

1．甲状腺機能亢進症

甲状腺ホルモンの増加により起こる疾患で，主な疾患はバセドウ病です。自己免疫疾患[*7]で，20〜40代の女性に好発します。

びまん性の甲状腺腫，眼球突出，頻脈，手指振戦，不安感，食欲亢進，体重減少，発汗亢進，下痢，無月経などの症状を認めます。

2．甲状腺機能低下症

甲状腺ホルモンの作用低下による疾患で，視床下部ホルモン，TSH，甲状腺ホルモン分泌のいずれの段階の障害でも起こります。

■1 クレチン病

先天性の甲状腺機能低下症で，動作が鈍い，低体温，知能障害，不均衡な低身長などの症状を認めます。

■2 成人型甲状腺機能低下症（粘液水腫）

中年以降の女性に多く，徐々に発症します。圧痕を残さない浮腫，易疲労感，体温低下，冷え症，皮膚乾燥，薄い毛髪，嗄声，巨舌，徐脈，便秘，貧血，精神活動の鈍化などの症状を認めます。

[*6] 血中の甲状腺ホルモンが増加すると，それ以上の甲状腺ホルモン分泌を抑制するために TSH の分泌が抑制される反応が起こる。逆に，甲状腺ホルモンが低下すると TSH は増加する反応が起こる。

[*7] 自己の組織を異物と誤って体が認識すると，その組織を攻撃する自己抗体が作られる。この機序により起こる疾患を自己免疫疾患という。バセドウ病では TSH 受容体に対する自己抗体（TSH 受容体抗体）による甲状腺刺激が原因と考えられる。

表1　甲状腺機能亢進症と低下症の比較

甲状腺機能亢進症	甲状腺機能低下症
バセドウ病など	粘液水腫，橋本病，クレチン病など
体重減少	体重増加（浮腫）
頻脈	徐脈
発汗亢進	皮膚乾燥
下痢	便秘
無月経	月経頻発
食欲亢進，行動的，不安感	精神活動の鈍化，易疲労感
低コレステロール血症	高コレステロール血症
その他の症状：甲状腺腫，眼球突出，手指振戦など	その他の症状：甲状腺腫，体温低下，冷え性，薄い毛髪，嗄声，貧血など

③ 慢性甲状腺炎（橋本病）

自己免疫疾患で，圧倒的に女性に多く起こります。硬い甲状腺腫を認め，病状の進行により徐々に甲状腺機能が低下します。膠原病など他の自己免疫疾患を合併することもあります。

❸ 副甲状腺疾患

副甲状腺は甲状腺の背面に左右上下4個あり（図1），副甲状腺ホルモン（パラトルモン，PTH）を分泌します。PTHの分泌増加により機能亢進症，分泌低下により機能低下症を生じます。PTHは骨に作用してカルシウムを血液に溶出する，腎からのカルシウム排泄を抑制する，腎でのビタミンD活性化を促進して腸管からのカルシウム吸収を亢進させ，結果として血中カルシウム値は増加します。腎不全では低カルシウム血症となるため，2次性に副甲状腺機能亢進症が起こります。

❹ 副腎皮質疾患

副腎は腎の上部に左右1対あり，皮質と髄質からなります。副腎皮質は糖質コルチコイド，鉱質コルチコイド，性ホルモンを産生します。糖質コルチコイドは，血糖上昇，脂肪沈着，血圧上昇，免疫・炎症抑制，骨量減少などの作用を認めます。

1．クッシング症候群

副腎の腺腫，がん，過形成による糖質コルチコイド分泌の増加で生じる疾患です。下垂体からのACTH分泌増加による場合はクッシング病といい区別されます。症状としては，満月様顔貌[*8]，バッファローハンプ[*9]，中心性肥満[*10]，皮膚線条[*11]，無月経，多毛，皮下出血，糖尿病，高血圧，骨粗鬆症などを認めます。

2．アルドステロン症

鉱質コルチコイドのアルドステロンの分泌増加による疾患です。アルドステロンは腎でのナトリウム再吸収，カリウム排泄を促進して，高ナトリウム血症，低カリウム血症を生じ，高血圧，口渇，多尿，周期性四肢麻痺[*12]などを起こします。アルドステロンはレニン-アンジオテンシン-アルドステロン系[*13]の調節を受けます。

3．アジソン病

副腎の結核，萎縮などにより，副腎皮質機能低下を生じる疾患です。糖質コルチコイド低下により，易疲労感，体重減少，低血糖，体毛脱落，色素沈着などを認めます。

[*8] 糖質コルチコイドの作用により，顔面に脂肪が沈着する。

[*9] 糖質コルチコイドの作用により，首の後部や鎖骨上部に脂肪が沈着する。

[*10] 糖質コルチコイドの作用により躯幹に脂肪が沈着する。

[*11] 急速な腹部の脂肪沈着による膨隆に追いつかず，皮下組織が断裂する。

[*12] 低カリウム血症のために全身の骨格筋が一時的に脱力を示すことがある。

[*13] 血中ナトリウムの低下により腎血流量が減少すると，腎からレニン分泌が増加し，レニンはアンジオテンシンの生成を増加し，アンジオテンシンは副腎からのアルドステロン分泌を増加させ，血中ナトリウムを上昇させる。このシステム系は血中ナトリウム値を介して，血圧を調節する。

❺ 副腎髄質疾患（褐色細胞腫）

　副腎髄質細胞あるいは交感神経節細胞から発生する腫瘍で，カテコールアミン（ノルアドレナリンなど）を産生，分泌します。腫瘍の 90 ％は良性で，90 ％は副腎に発生します。カテコールアミン増加により，著明な高血圧，頭痛，動悸，発汗過多などの症状を認めます。

Ⅱ. 内分泌疾患の検査と診断

❶ 脳下垂体疾患

　下垂体性巨人症・末端肥大症，下垂体性小人症では血清 GH 濃度の異常や MRI などの画像検査により下垂体腫瘍を確認します。

　尿崩症では多尿などの症状と血清 ADH 濃度，尿浸透圧の低下，血漿浸透圧の上昇，MRI などの画像検査による下垂体部の異常を確認します。また，水制限でも尿濃縮が起こりません。ADH 不適合症候群では低ナトリウム血症，血漿浸透圧の低下を確認します。

❷ 甲状腺疾患

　機能亢進症では，特有な症状と血中甲状腺ホルモンの上昇，TSH の抑制，TSH 受容体抗体の増加を確認します。血清コレステロール値は低下します。機能低下症では，特有な症状と血中甲状腺ホルモンの低下，TSH の上昇，血清コレステロール値の上昇を認めます。橋本病では抗ミクロソーム抗体，抗サイログロブリン抗体などの自己抗体や血沈亢進を認めます。

❸ 副甲状腺疾患

　血中 PTH 濃度，血中カルシウム・リン濃度や MRI などの画像検査にて副甲状腺の腫瘤を確認します。

❹ 副腎皮質疾患

　クッシング症候群では，特有な症状や血中コルチゾール値とその代謝物である尿中 17-OHCS ・ 17-KS の増加を確認します。また，CT スキャンなどにより副腎腫瘍を確認します。アルドステロン症では，症状や血清アルドステロン値の上昇，血清カリウム値・レニン値の低下，CT スキャンなどによる副腎腫瘤を確認します。アジソン病では，症状や血清コルチゾール・ナトリウム値，尿中 17-OHCS ・ 17-KS 値の低下，血清カリウム値・ ACTH 値の

増加を確認します。

❺ 副腎髄質疾患（褐色細胞腫）

特有な症状と血中カテコールアミン値の増加を認めます。

Ⅲ. 内分泌疾患の治療

❶ 脳下垂体疾患

　下垂体性巨人症・末端肥大症は腫瘍摘出手術が第1選択です。薬物療法（サンドスタチン，パーロデル）も行います。下垂体性小人症は早期にヒト成長ホルモンの注射を開始します。

　尿崩症では合成バソプレシン製剤の補充療法，脱水を防ぐための十分な水分補給を行います。ADH不適合症候群は1日500 ml以下の水制限，重症では高張食塩水の補給を行います。

❷ 甲状腺疾患

　機能亢進症では，抗甲状腺薬療法，放射線療法，手術療法があります。放射線療法や手術療法では後遺症として甲状腺機能低下症を生じ，甲状腺ホルモンの補充が必要となります。甲状腺機能低下症では甲状腺ホルモン（T_4）を補充します。

❸ 副甲状腺疾患

　機能亢進症では手術療法，高カルシウム血症には生理食塩水，ステロイド，利尿剤などの低下療法を行います。機能低下症はカルシウム製剤の補給，活性型ビタミンD製剤療法を行います。

❹ 副腎皮質疾患

　クッシング症候群は手術療法が第1選択です。アルドステロン症は手術療法が根本治療ですが，抗アルドステロン薬による薬物療法も用います。アジソン病では糖質コルチコイドを補充します。

❺ 副腎髄質疾患（褐色細胞腫）

　高血圧の調節をした後に腫瘍摘出を行います。

栄養食事療法

Ⅰ．栄養食事療法の考え方

　内分泌疾患は何らかの代謝異常が臨床症状の主因をなしていますが，栄養食事療法は他の治療と密接な連携を保ちながら行うことが必要です。

　末端肥大症・巨人症は，成長ホルモンの過剰分泌によって発症します。この疾患で問題になるのは高血糖，糖尿病の合併であって栄養食事療法もこの点を中心に考えます。この場合の高血糖は，インスリンはむしろ過剰分泌の状態にあります。この状態が長期間持続するとやがてβ細胞の疲弊をきたし真性糖尿病に移行するので，栄養食事療法上この点の配慮が必要です。

　また，クッシング病は，副腎皮質ホルモン分泌過剰を呈するものを総称してクッシング症候群といいます，よく肥満，高血圧，糖尿病などが合併しています。ここでは次の疾病について，栄養食事療法を示します。

❶ 甲状腺機能亢進症

　血中の甲状腺ホルモンが上昇した状態です。この疾患では熱量の発生放散が亢進して，やせ（るい痩）に陥るので栄養食事療法の目的はこれを防止することです。ただし，必要エネルギー量は必ずしも一定しないので体重の動向を見ながら調節する必要があります。

　たんぱく質はその特異動的作用により代謝亢進があり，エネルギーの発生比が大きいため，エネルギー補給目的で多くするのはこの場合不適当です。エネルギー補給は主として炭水化物と脂質に依存すべきです。発生熱量の増大は必然的にビタミンB_1，B_2等の需要を増加させるのでビタミン豊富な食品を使用します。1日のエネルギー消費量は，当初正常者のエネルギー必要量と対象者の基礎代謝率からおおよその目安量を算出し，体重の動向を観察しつつこれを増減します。また，多量のヨード摂取により，抗甲状腺薬の効果を弱めるためヨード制限を行います。

❷ 甲状腺機能低下症

　血中の甲状腺ホルモンが欠乏している状態です。代謝が低下しているのでエネルギー需要は少なく，熱発生の大きいたんぱく質を多く与えるのがいいですが，腎機能低下などには注意を要します。血清脂質が増加していて動脈硬化，狭心症などを起こしやすいので脂質，ことに動物性脂質は制限します。また，心不全を防ぐため水分や食塩の過剰摂取を控えます。

　ヨード不足が考えられるときはその補給が必要です。ヨードは昆布，わかめ，ひじきなどの海藻類に圧倒的に多く含まれています。

　合併症の問題として肥満，脂質異常症などに注意することが必要です。

Ⅱ. 栄養基準（栄養補給）

❶ 甲状腺機能亢進症

1. エネルギー：35〜40 kcal/kg 標準体重/日とし，体重（標準体重を維持できる程度のエネルギー量）の増減により調節します。
2. たんぱく質：1.2〜1.5 g/kg 標準体重/日とします。
3. ビタミン・ミネラル：十分に摂取します。
4. ヨード制限食とします。

その他の栄養成分は，「日本人の食事摂取基準」に準じます。

❷ 甲状腺機能低下症

1. エネルギー：25〜30 kcal/kg/日とし，体重の増減に応じて調節します。
2. たんぱく質：1.2〜1.5 g/kg/日とします。

その他の栄養成分は，「日本人の食事摂取基準」に準じます。

Ⅲ. 栄養食事療法の進め方

❶ 甲状腺機能亢進症

代謝機能が亢進することから体重減少を起こしやすい消耗性疾患です。そのため不足するエネルギー，たんぱく質，ビタミン（特にエネルギー代謝に関係する B_1，B_2，ナイアシンは多めに），ミネラルなどを十分に補給します。正常化すれば普通とします。また，栄養アセスメントとして，エネルギー代謝が変化しているので，アルブミン，血糖値，総コレステロール，中性脂肪，遊離脂肪酸などを検討します。

身体計測として体重，BMI，体重の変化，体脂肪率などを確認，その他，排便回数，便状，脈拍，体温などの身体状況を把握します。

❷ 甲状腺機能低下症

甲状腺ホルモン療法によって血中ホルモン値が正常化されれば，原則として特別な栄養食事療法の必要はありません。

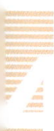

Ⅳ. 食事計画（献立）の立て方

❶ 甲状腺機能亢進症
1 栄養基準による食品構成を作成し，主食，主菜，副菜，汁物などの基本的形態で構成します。
2 喫食率を高めるため，嗜好や食習慣，分量などを配慮します。また，季節感や行事，祝祭日等を考慮して変化をもたせます。

❷ 甲状腺機能低下症
1 食欲が低下しているので，極力食事をとるようにします。
2 栄養基準による食品構成を作成し，主食，主菜，副菜，汁物などの基本的形態で構成します。
3 喫食率を高めるため，嗜好や食習慣，分量などを配慮します。また，季節感や行事，祝祭日等を考慮して変化をつけます。

Ⅴ. 栄養教育

❶ 甲状腺機能亢進症
　基本的には栄養バランスの取れた食事をするように指導します。また，神経過敏，不眠の傾向が強いのでコーヒー，ココアなど興奮性食品は禁忌ですが，不感蒸泄，発汗増加のため，水分は十分に補給します。
　ヨード摂取を制限する場合，ヨード含有量の多い食品の摂取に関しては，食習慣などをよく把握し，それぞれの生活に合わせて具体的に指導します。
　甲状腺ホルモンの過剰は肝機能障害を起こすことがありますので，アルコール摂取は控えるように指導します。
　肉体的にも精神的にも平静を保つ生活を送り，過労を避けるようにします。

❷ 甲状腺機能低下症
　食事内容や食習慣などをよく把握し，それぞれの生活に合わせて具体的に指導し，基本的には栄養バランスの取れた食事をとるように指導します。わが国ではヨード含有量の多い食品を摂取する機会が多いことから，特別な場合以外，特に注意することはなく，特別な栄養食事療法を行う必要はありません。

食事計画 献立例 1　2,000kcal（甲状腺機能亢進症）

エネルギー確保を工夫。ヨード分の多い海藻類は控えます

朝

献立	1人分材料・分量（目安量）	作り方
ごはん（主食）	ごはん 200g	
にらのみそ汁（汁）	にら 20g 油揚げ 3g みそ 12g だし汁 180g	① にらは2～3cmに切る。 ② 油揚げは熱湯をくぐらせ細切りにする。 ③ だし汁ににらを入れ，火を通す。 ④ みそを溶き入れ②を加え，沸騰寸前に火を止める。
納豆オクラ（主菜）	納豆 40g オクラ 20g（2本） しょうゆ 5g だし汁 3g 練りがらし（少々）	① オクラはへたを取り，さっと熱湯に通し小口切りにする。 ② 納豆は糸を引くまでよく混ぜ，①を加えて混ぜる。 ③ 練りがらしとだし割りじょうゆでさらに混ぜる。
しらすおろし（副菜）	しらす干し 5g だいこん 50g しょうゆ 3g	① しらす干しは熱湯を通し，水気をきっておく。 ② だいこんはすりおろす。 ③ 器に②を入れ，①を和え，しょうゆをかける。
牛乳（飲み物）	牛乳 200g	

昼

献立	1人分材料・分量（目安量）	作り方
ごはん（主食）	ごはん 200g	
えびときすの天ぷら（主菜）	えび 50g（小3尾） きす 15g 生しいたけ 15g ピーマン 10g 小麦粉 10g 卵 10g 水 10g 大豆油 10g だいこん 30g しょうが 2g だし汁 40g しょうゆ 8g みりん 8g	① えびは殻をむき，背わたを取り，腹へ切込みを入れておく。 ② きすは水気をきる。 ③ 生しいたけは石づきを取り除き，食べやすく切る。 ④ ピーマンは種を除き，4つ切りにする。 ⑤ 小麦粉，卵，水をざっくり混ぜる。 ⑥ 油を熱し③④に⑤の衣をつけて，からっと揚げる。①②も同様に揚げる。 ⑦ だいこん，しょうがはすりおろす。 ⑧ だし汁，しょうゆ，みりんを合わせて煮立てる。 ⑨ ⑥を盛り合わせ，⑦と⑧を添える。
きゅうりとささ身の酢の物（副菜）	きゅうり 40g 塩 0.5g 鶏肉（ささ身）20g 青じそ 2g 酢 4g 砂糖 3g	① きゅうりは輪切りにして塩をする。 ② ささ身は湯引きしほぐす。 ③ 青じその葉は細切りにする。 ④ 酢，砂糖を合わせ二杯酢を作る。 ⑤ ①②③を混ぜ合わせ，④を入れて和える。
たまごサラダ（副菜）	卵 25g サニーレタス 20g トマト 30g ホワイトアスパラ（缶）15g ドレッシング 10g	① 卵はゆでて殻をむき，縦半分にする。 ② サニーレタスは洗い，手でちぎっておく。 ③ トマトはくし形に切る。 ④ ホワイトアスパラは3cmの長さに切る。 ⑤ 器に形よく盛り，ドレッシングをかける。

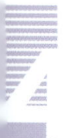

124　内分泌疾患

献立	1人分材料・分量（目安量）	作り方
みかん（デザート）	みかん 100 g	

夕

献立	1人分材料・分量（目安量）	作り方
ごはん（主食）	ごはん 200 g	
くわ焼き（主菜）	豚肉（ロース）60 g 　しょうゆ 6 g 　酒 5 g 　砂糖 2 g 油 3 g サラダな 15 g ミニトマト 30 g	① 調味料を合わせ，豚肉（薄切り）を漬けて 20 分置く。 ② フライパンに油を熱し，中火にして①を広げて入れ，焼き色がついたら裏返して焼く。 ③ 最後に①の漬汁をからめて焼く。 ④ 器にサラダなを敷き③を盛り，ミニトマトを添える。
いんげんのお浸し（副菜）	さやいんげん 30 g かつお節 0.3 g しょうが 1 g しょうゆ 3 g だし汁 2 g	① さやいんげんは，筋を取り除き，ゆでて 4 cm 長さに切る。 ② しょうがはすりおろす。 ③ しょうゆ，だし汁に②を加え混ぜる。 ④ 器に①を盛り，かつお節をのせ，③をかける。
さといもの煮付け（副菜）	さといも 50 g 生しいたけ 10 g にんじん 10 g こんにゃく 20 g だし汁 100 g 砂糖 3 g うすくちしょうゆ 7 g	① さといもは形よく皮をむき，ゆでて洗う。 ② 生しいたけは石づきを取り，そぎ切りにする。 ③ にんじんは乱切りし，下ゆでする。 ④ こんにゃくは乱切りし，熱湯に通す。 ⑤ だし汁が煮立ったら，砂糖，しょうゆを入れ調味する。 ⑥ ①②④を入れて，再度煮立ったら③を入れやわらかくなるまで煮る。
パインアップル（デザート）	パインアップル 60 g	① 皮をむき，1 cm 幅の半月に切る。

1日の栄養量

	E(kcal)	P(g)	F(g)	食塩(g)
朝	619	23.5	14.1	3.2
昼	753	31.8	19.4	2.5
夕	643	20.8	15.4	2.6
計	2,016	76.2	49.0	8.4

P：F：C　P 15.1　F 21.9　C 63.0　％

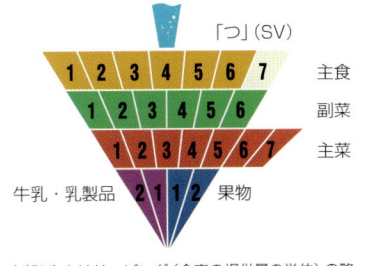

食事バランスガイド

「つ」(SV) とはサービング（食事の提供量の単位）の略

食事計画 ｜ 献立例 1 ｜ 2,000 kcal（甲状腺機能亢進症）

朝

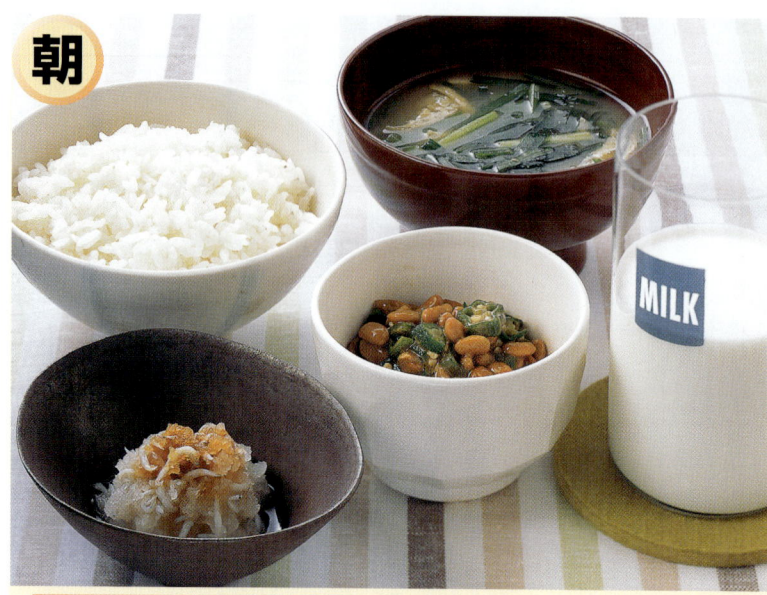

●朝食からたんぱく質をしっかりと。牛乳は少し時間をおいてから飲みます

主食	ごはん
汁	にらのみそ汁 *variation* 実だくさんの吉野汁 p.129
主菜	納豆オクラ *variation* いりたまご
副菜	しらすおろし *variation* こまつなとしらすの和え物
飲み物	牛乳

	E(kcal)	P(g)	F(g)	食塩(g)
ごはん	336	5.0	0.6	0.0
にらのみそ汁	42	2.9	1.8	1.7
納豆オクラ	90	7.4	4.0	0.7
しらすおろし	17	1.6	0.1	0.6
牛乳	134	6.6	7.6	0.2

昼

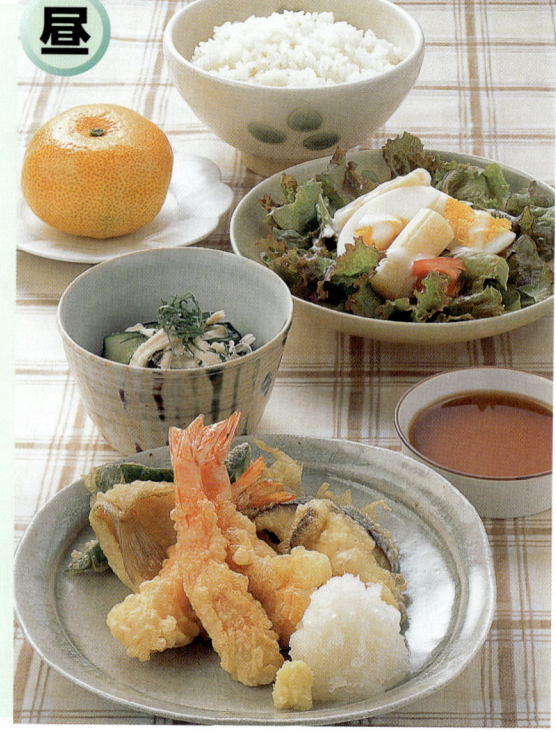

●酢の物を使って食欲をもたせます

主食	ごはん
主菜	えびときすの天ぷら *variation* カレー風味コロッケ p.130
副菜	きゅうりとささ身の酢の物 *variation* もやしの梅肉和え p.131
副菜	たまごサラダ *variation* ハム野菜炒め p.131
デザート	みかん

	E(kcal)	P(g)	F(g)	食塩(g)
ごはん	336	5.0	0.6	0.0
えびときすの天ぷら	242	17.1	11.7	1.5
きゅうりとささ身の酢の物	40	5.1	0.2	0.5
たまごサラダ	91	3.9	6.9	0.5
みかん	45	0.7	0.1	0.0

内分泌疾患

●煮物は手をぬかず，下ごしらえを十分に

主食	ごはん
主菜	くわ焼き *variation* 鶏むね肉のカレー風味焼き *p.130*
副菜	いんげんのお浸し *variation* はくさいのお浸し
副菜	さといもの煮付け *variation* こんにゃくのきんぴら煮 *p.131*
デザート	パインアップル

	E(kcal)	P(g)	F(g)	食塩(g)
ごはん	336	5.0	0.6	0.0
くわ焼き	214	12.6	14.6	0.9
いんげんのお浸し	10	1.0	0.0	0.4
さといもの煮付け	53	1.8	0.1	1.2
パインアップル	31	0.4	0.1	0.0

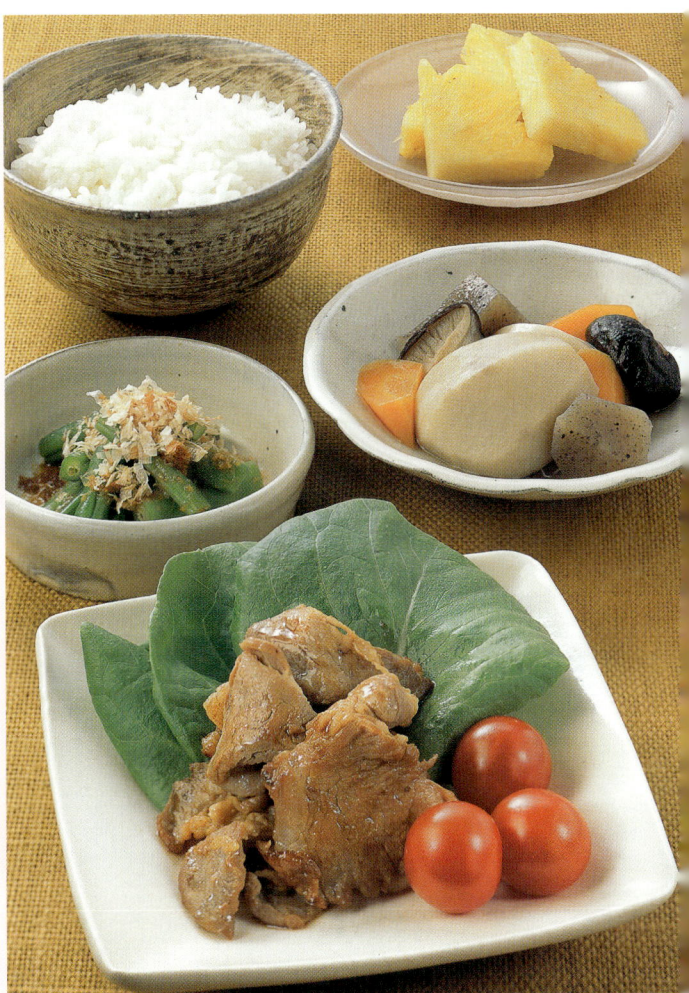

● **海藻のヨード**

　甲状腺機能亢進症では，ヨード（ヨウ素）の多い食品は控えます。ヨードは海藻に多く含まれます。昆布やひじきには多く含まれますが，わかめ，のりは比較的少ないです。また，昆布は水に漬けたりするとヨードが溶け出しますので，だし汁などにも注意が必要です。

組合せ料理例

主食

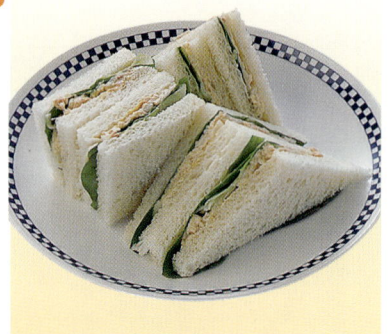

ツナサンド

材料・分量（目安量）

食パン	90 g	マヨネーズ	6 g
（12枚切3枚）		たまねぎ	20 g
マーガリン	10 g	サラダな	15 g
からし	（少々）		
ツナ缶	30 g		

作り方
① たまねぎはごく薄切りにし，ツナとマヨネーズと混ぜ合わせておく。
② パンにマーガリンとからしをぬる。
③ ②のパンにサラダなと①を挟み，皿に盛る。

E(kcal)	P(g)	F(g)	食塩(g)
445	14.3	23.2	1.7

●材料から水分が出ますので，必ずマーガリン（バター）をぬりましょう。

まぐろ丼

材料・分量（目安量）

ごはん	200 g	白ごま	2 g
まぐろ（赤身）	60 g	わさび	（少々）
		しょうゆ	5 g

作り方
① まぐろは1切れ10 g程度に切る。
② 丼にごはんを盛り，まぐろを並べて白ごまをかけ，わさびしょうゆを添える。

E(kcal)	P(g)	F(g)	食塩(g)
427	21.6	2.5	0.8

●手軽に主食と主菜をとれる一品です。

親子ずし

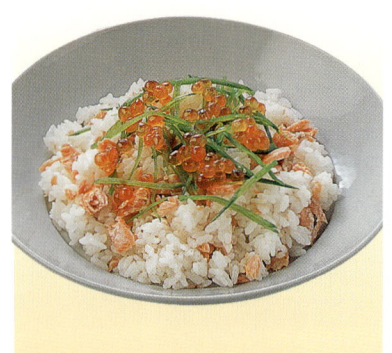

材料・分量（目安量）

ごはん	200 g	生さけ	60 g
酢	7 g	塩	1 g
砂糖	3 g 合わせ酢	イクラ	10 g
塩	0.3 g	さやえんどう	10 g

作り方
① 合わせ酢を作り，熱いごはんに回し入れ，さっくりと混ぜてすしめしを作る。
② 生さけに塩を振り，両面を焼いて火を通し，骨をとって細かくほぐす。
③ さやえんどうは筋を取り，色よくゆでて斜めに細く切る。
④ 丼にすしめしを盛り，②③とイクラを彩りよく盛りつける。

E(kcal)	P(g)	F(g)	食塩(g)
460	22.0	4.6	1.6

●すしめしの合わせ酢は，地方やすしの種類によって異なります。

実だくさんの吉野汁

材料・分量（目安量）

だいこん	20 g	油	2 g
ごぼう	10 g	だし汁	200 g
にんじん	10 g	塩	1 g
なす	20 g	うすくちしょうゆ	2 g
木綿豆腐	30 g	かたくり粉	1.5 g

作り方

① だいこん，ごぼう，にんじん，なすは小さめの乱切りにし，ごぼう，なすは水につけ，あくを取る。
② 油を熱し，なすを除く①を炒め，だし汁を加える。
③ 煮立ったら火を弱め，10分位煮る。なすを入れ，煮えたら塩，うすくちしょうゆで調味する。
④ 1cm角に切った豆腐を加え，再び煮立ったら，同量の水で溶いたかたくり粉でとろみをつける。

●均一にとろみがつくように仕上げます。材料は幅広く応用できます。

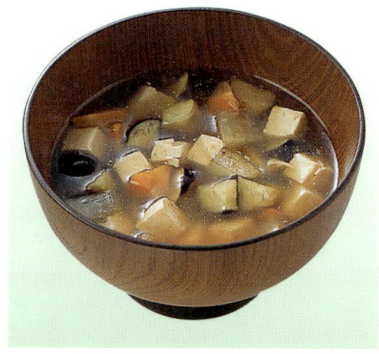

E(kcal)	P(g)	F(g)	食塩(g)
70	3.7	3.5	1.5

豆腐とじゅんさいのみそ汁

材料・分量（目安量）

木綿豆腐	50 g	だし汁	150 g
じゅんさい	30 g（水煮）	八丁みそ	12 g

作り方

① 豆腐は角切りにし，じゅんさいは食べやすい長さに切る。
② 鍋でだし汁を煮立たせ，①を入れてひと煮する。八丁みそを溶いて加え火を止める。

●生のじゅんさいを使うときは，風味がなくなるので，さっと火に通すだけにします。

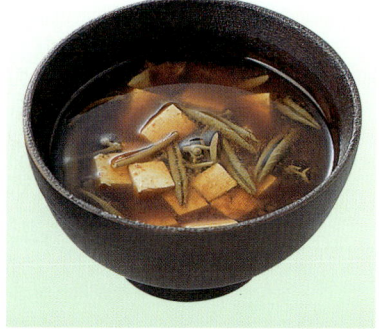

E(kcal)	P(g)	F(g)	食塩(g)
68	6.2	3.5	1.5

もやしの中華風スープ

材料・分量（目安量）

もやし	20 g	中華だし	150 g
万能ねぎ	5 g	こしょう	（少々）
		塩	0.7 g

作り方

① もやしは水洗いし，水気をきる。
② 万能ねぎは小口切りにする。
③ 鍋に中華だしを入れて火にかける。煮立ったらもやしを加えてひと煮し，万能ねぎを入れてこしょうを振る。
④ 塩で味を調える。

●もやしはシャキシャキ感が残るように。野菜，ハム，卵と幅広く応用できます。

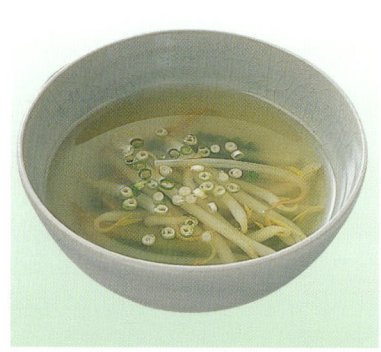

E(kcal)	P(g)	F(g)	食塩(g)
9	1.7	0.0	0.8

組合せ料理例

組合せ料理例

主菜

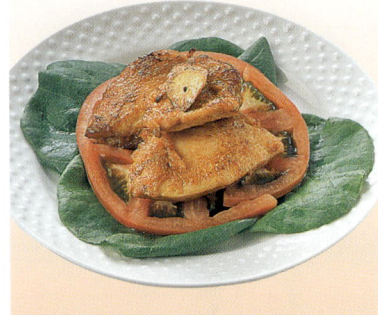

E(kcal)	P(g)	F(g)	食塩(g)
187	13.4	11.7	1.1

鶏むね肉のカレー風味焼き

材料・分量（目安量）

鶏肉（むね・皮つき）	60 g	にんにく	1 g
塩	0.5 g	卵黄	5 g（1/3個）
こしょう	（少々）	かたくり粉	2 g
カレー粉	（少々）	油	3 g
しょうゆ	4 g	サラダな	10 g
酒	2 g	トマト	40 g
砂糖	1 g		

作り方

① 鶏肉は1.5 cm幅にそぎ切りにし，塩，こしょうをしておく。
② カレー粉，しょうゆ，酒，砂糖とにんにくの薄切りをよく合わせる。
③ ①を②に入れ，卵黄を溶いてよくかき混ぜ，20分程度漬け込む。
④ 焼く寸前にかたくり粉を振り入れかき混ぜてから鍋に油を引き，両面を色よく焼き上げる。
⑤ サラダなを敷き，トマトを半月に薄切りしてのせ，上に肉を盛りつける。
●鶏肉は繊維が細かく軟らかいので，加熱しすぎると固くなります。

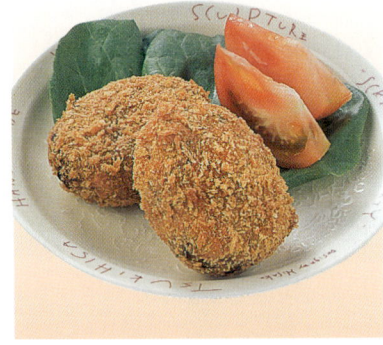

E(kcal)	P(g)	F(g)	食塩(g)
427	15.2	22.5	2.6

カレー風味コロッケ

材料・分量（目安量）

牛肉（ひき肉）	40 g	塩	1.5 g
たまねぎ	40 g	カレー粉	（少々）
じゃがいも	80 g	油	13 g
小麦粉	10 g	サラダな	10 g
パン粉	15 g	トマト	30 g
卵	20 g	ウスターソース	10 g

作り方

① じゃがいもはゆでてつぶす。
② ひき肉，みじん切りにしたたまねぎを油3 gで炒める。
③ ①と②に塩，カレー粉を混ぜ，適当な大きさに丸めて，小麦粉，卵，パン粉をつけて揚げる。
④ サラダなを敷き，コロッケを盛りつけ，くし形に切ったトマトを添える。ソースを調味料とする。
●たまねぎは肉とともによく炒めておくことがポイントです。

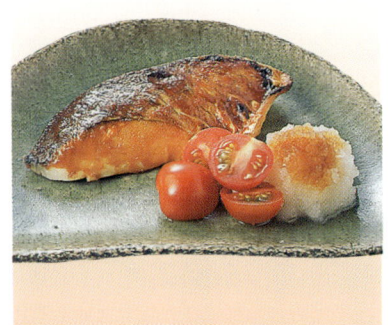

E(kcal)	P(g)	F(g)	食塩(g)
156	15.7	7.0	1.7

さわらのうに焼き

材料・分量（目安量）

さわら	70 g	トマト	30 g
練りうに	5 g	だいこん	30 g
しょうゆ	5 g	しょうゆ	3 g
みりん	3 g		

作り方

① 練りうに，しょうゆ，みりんを合わせ，たれを作る。
② 焼き物器で八分通り，さわらに火を通す。
③ ②のさわらの片面に①のたれを塗り，焦げないように焼く。
④ ③を盛り，だいこんおろし，トマトを添え，だいこんおろしにしょうゆをかける。

●さわらは身が軟らかいので，くずれないように注意しましょう。

こんにゃくのきんぴら煮

材料・分量（目安量）

こんにゃく	40 g	だし汁	50 g
ごぼう	40 g	しょうゆ	5 g
にんじん	10 g	砂糖	2 g
油	2 g	赤とうがらし	（少々）

作り方
① こんにゃくは長さ4～5cmの細切りとする。
② ごぼうの皮をこそげ落し，長さ4cmの細切りにし，酢水につけてあくを取る。
③ にんじんも長さ4cmの細切りにする。
④ 油を熱し，①②③を炒め，だし汁，しょうゆ，砂糖で味つけし，やわらかく煮る。
⑤ 汁気がなくなったら器に盛り，刻んだとうがらしをのせる。

●ごぼうは切ったらすぐに酢水につけます。味付けはうす味で。

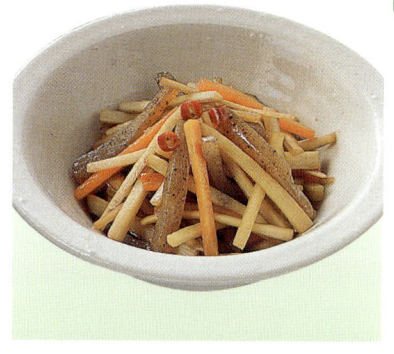

E(kcal)	P(g)	F(g)	食塩(g)
63	1.5	2.1	0.8

もやしの梅肉和え

材料・分量（目安量）

もやし	60 g	しょうゆ	2 g
糸みつば	5 g	みりん	1 g
梅肉	3 g		

作り方
① もやしは熱湯でさっとゆで，ざるに取って冷ます。
② みつばは根元を切ってゆで，水に取って冷まし，しぼって3cm長さに切る。
③ 梅肉，しょうゆ，みりんを混ぜ合わせる。
④ ③で①②を和える。

●もやしのゆですぎにご用心。れんこん，きゅうり，うどでもおいしくできます。

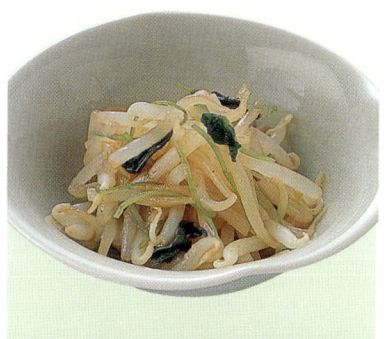

E(kcal)	P(g)	F(g)	食塩(g)
16	1.4	0.0	0.5

ハム野菜炒め

材料・分量（目安量）

ロースハム	10 g（1/2枚）	油	4 g
キャベツ	50 g	塩	0.5 g
もやし	30 g	みりん	2 g
にんじん	10 g	うすくちしょうゆ	2 g
きくらげ	0.3 g		

作り方
① ハムは0.5cm幅の棒状に切る。
② キャベツは1.5cm×3cm位に切る。にんじんは短冊に切る。
③ もやしは洗い，水気をきる。
④ きくらげは水に戻し，きれいにする。
⑤ 鍋に油を熱し，ハム，にんじん，キャベツ，きくらげ，もやしの順に炒める。塩，みりん，うすくちしょうゆで調味する。

●歯ざわりをよくするため，強火で手早く炒めます。調味は仕上げ間際に。

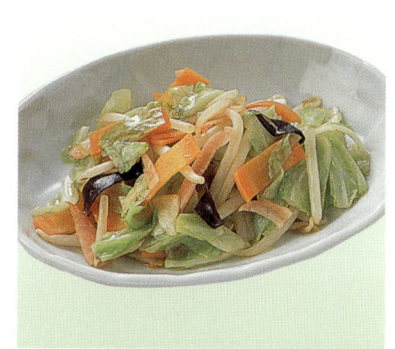

E(kcal)	P(g)	F(g)	食塩(g)
83	3.1	5.5	1.1

組合せ料理例

デザート・間食

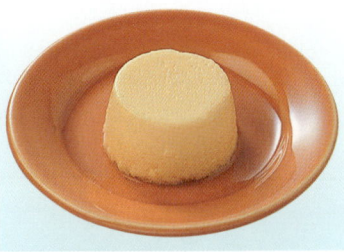

E(kcal)	P(g)	F(g)	食塩(g)
151	4.7	6.9	0.2

ノンカスタードプリン

材料・分量（目安量）
卵	25 g	砂糖	15 g
牛乳	50 g	バター	3 g

作り方
① 牛乳半量を温め，分量の砂糖を溶かす。
② ①に残りの牛乳と割りほぐした卵を混ぜ，一度こす。
③ 器にバターを薄く塗り，②を流し入れる。
④ すがたたないように，弱火で15分位蒸す。

● 蒸し器のふたをずらし弱火で蒸して，滑らかに仕上げます。

E(kcal)	P(g)	F(g)	食塩(g)
84	0.8	0.2	0.0

果物の盛り合わせ

材料・分量（目安量）
りんご	50 g
キウイ	50 g
かき	50 g

作り方
① それぞれ皮をむいて，盛り合わせる。

● りんごなどは褐変予防のため食塩水につけます。

E(kcal)	P(g)	F(g)	食塩(g)
127	4.4	3.9	0.1

いちごミルク

材料・分量（目安量）
いちご	120 g	牛乳	100 g
		砂糖	5 g

作り方
① いちごはへたを取り，食べやすく切り器に盛る。
② 牛乳と砂糖をよく混ぜ合わせ，①にかける。

● 傷みが早いので食べる直前にへたをつけたまま洗います。

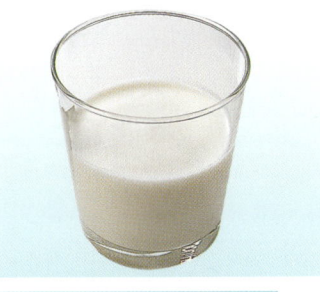

E(kcal)	P(g)	F(g)	食塩(g)
98	4.4	0.8	0.2

飲むヨーグルト

材料・分量（目安量）
飲むヨーグルト 150 g

作り方

● 牛乳，チーズなどの利用でもよいです。

経腸栄養剤の成分値（100 kcalあたり）

区分		医薬品			
		成分栄養剤	半消化態栄養剤	半消化態栄養剤	半消化態栄養剤
製品名		エレンタール	エンシュア・リキッド	ラコール	アミノレバンEN
特徴		低脂肪	1 ml = 1 kcal	1 ml = 1 kcal	肝不全用経腸栄養剤，高BCAA含量
製造会社		味の素	アボット	イーエヌ大塚製薬	大塚製薬
販売会社		味の素ファルマ	アボット	イーエヌ大塚製薬	大塚製薬
主原料		結晶アミノ酸 デキストリン 大豆油	カゼイン 分離大豆たんぱく とうもろこし油 デキストリン 精製白糖	マルトデキストリン，分離大豆たんぱく，精製白糖，トリカプリリン，大豆油，シソ油，ミネラル，ビタミン	アミノ酸 カゼイン 米油 デキストリン
100 kcalあたりのml		26.7 (g)	100	100	23.8 (g)
たんぱく質	g	4.4	3.5	4.4	6.4
脂質	g	0.17	3.5	2.2	1.7
炭水化物	g	21.1	13.7	15.6	14.8
糖質	g	21.1	13.7	15.6	14.8
乳糖	g	(添加)	―	―	―
食物繊維	g	―	―	―	―
オリゴ糖	g	―	―	―	―
水分	g	―	85.2	約85	―
ビタミン	A 　μgRE	64.8	250 (IU)	207 (IU)	222 (IU)
	E 　mg	1.0	3	0.65	4.0
	D 　μg	0.4	20	13.6	22 (IU)
	K 　μg	3.0	7	62.5	2.6
	B$_1$ 　mg	0.06	0.15	0.38	0.05
	B$_2$ 　mg	0.07	0.17	0.25	0.07
	ナイアシン mgNE	0.74	2	2.5	0.7
	B$_6$ 　mg	0.09	0.2	0.4	0.1
	葉酸 　μg	10	20	38	2.4
	B$_{12}$ 　μg	0.23	0.6	0.32	0.2
	ビオチン 　μg	13	15.2	3.86	11.9
	パントテン酸 mg	0.37	0.5	0.96	0.52
	C 　mg	2.6	15	28	0.3
ミネラル	Na 　mg	86.7	80	73.8	20
	Cl 　mg	172.3	136	117	104
	K 　mg	72.5	148	138	84
	Mg 　mg	13.3	20	44	10
	Ca 　mg	52.5	52	44	28
	P 　mg	40.5	52	44	40
	Fe 　mg	0.6	0.9	0.625	0.6
	Mn 　mg	0.1	0.2	0.13	0.09
	Cu 　mg	0.067	0.1	0.125	0.06
	Zn 　mg	0.6	1.5	0.64	0.41
	Se 　μg			2.5	
浸透圧 mOsm/L		760	360	400	640
1パックの容量		80g	250ml・500ml	200ml	50g
容器		アルミ袋・粉末	250ml：缶，500ml：バッグ	スタンディングパウチ	アルミ袋・粉末

[ ]は参考値

区分	医薬品	食品		
	消化態栄養剤	半消化態栄養剤	半消化態栄養剤	半消化態栄養剤
製品名	ヘパンED	インパクト	ジェビティー-Ex	MA-8
特徴	肝不全用経腸栄養剤, 高BCAA含量	侵襲時用, 1ml=1kcal	低浸透圧, 1ml=1kcal	低浸透圧, 1ml=1kcal
製造会社	味の素	味の素	アボット	森永乳業
販売会社	味の素ファルマ	味の素ファルマ	アボット	クリニコ
主原料	結晶アミノ酸, デキストリン, 大豆油	デキストリン, 砂糖, EPA含有精製魚油, MCT, とうもろこし油, 酵母核酸, 酵母昆布エキス, カゼインNa, L-アルギニン	デキストリン, カゼインNa, なたね油, ひまわり油, コーン油, MCT, フラクトオリゴ糖, 食物繊維, ビタミン類, ミネラル	デキストリン, 乳たんぱく, 植物油, MCT, ショ糖, セルロース, 乳化剤, pH調整剤, 塩化マグネシウム, タウリン
100kcalあたりのml	25.8(g)	100	100	100
たんぱく質 g	3.6	5.6	4.0	4.0
脂質 g	0.9	2.8	3.3	3.0
炭水化物 g	19.9	13.4	14.3	14.7
糖質 g	19.9		13.2	14.3
乳糖 g	—		—	—
食物繊維 g	—	—	1.1	0.4
オリゴ糖 g	—		0.7	—
水分 g	—	84.5	84.4	85
ビタミン A μgRE	60.6	44	20	66
E mg	5.4	0.67	2.0	1.0
D μg	1.23	0.15	0.8	0.4
K μg	14.19	3.7	25	6.0
B_1 mg	0.29	0.07	0.19	0.1
B_2 mg	0.31	0.07	0.22	0.11
ナイアシン mgNE	1.06	1.0	2.0	2.3
B_6 mg	0.22	0.1	0.25	0.16
葉酸 μg	40	13.3	20	32
B_{12} μg	0.71	0.2	0.4	0.24
ビオチン μg	12.6	—	4	[0]
パントテン酸 mg	0.53	0.33	0.8	0.8
C mg	7.55	9.5	15	8.0
ミネラル Na mg	59.3	110	110	75
Cl mg	121.6	120	122	110
K mg	70.3	133	130	95
Mg mg	12.9	20	10	20
Ca mg	79	47	92	60
P mg	61	53	65	60
Fe mg	0.34	1	1.4	0.8
Mn mg	92.9	270	9	[0.01]
Cu mg	0.067	0.12	0.15	[0.01]
Zn mg	1.16	0.67	1.1	[0.1]
Se μg	0	3.3	15	[1]
浸透圧 mOsm/L	633	390	249	240
1パックの容量	80g	250ml	500ml	200ml/1,000ml
容器	アルミ袋・粉末	スタンディングパウチ	プラスチックボトル	アセプティック・ブリックパック(紙)

経腸栄養剤の成分値（100 kcalあたり）

区分	食品			
	半消化態栄養剤	半消化態栄養剤	半消化態栄養剤	半消化態栄養剤
製品名	ライフロン-6	アイソカルプラス	テルミール2.0α	Inslow
特徴	1 ml = 1 kcal	1 ml = 1.5 kcal	1 ml = 2.0 kcal	糖質調整流動食, 糖尿病用
製造会社	興和創薬	ノバルティス	テルモ	明治乳業
販売会社	日清キョーリン製薬	ノバルティス	テルモ	明治乳業
主原料	マルトデキストリン,乳たんぱく,植物油(大豆由来),ショ糖,MCT,食物繊維,フルクトオリゴ糖,小麦胚芽抽出物,乾燥酵母,DHA含有精製魚油,メカブ抽出物,食塩,カゼインNa(乳由来),クエン酸Na,リン酸Na,リン酸K,塩化K,ビタミン	マルトデキストリン カゼインNa ショ糖 カゼインCa 大豆油 カラギナン MCT	デキストリン,乳たんぱく,カゼインNa,植物油,乳化剤,セルロース,酵母,香料,安定剤,ビタミン	パラチノース,乳たんぱく,食用油脂(ヒマワリ油,しそ油)可溶性多糖類,食物繊維,乳リン資質抽出物,食塩,シャンピニオンエキス(マッシュルーム抽出物),食用酵母,キシリトール,植物レシチン(大豆由来),香料,pH調整剤,ビタミン,ミネラル
100 kcalあたりのml	100	66.7	50	100
たんぱく質 g	5.0	3.75	3.6	5.0
脂質 g	2.8	4.6	3.8	3.3
炭水化物 g	14.3	11.2	13	13.9
糖質 g	13.8	10.6		12.4
乳糖 g	—	—		—
食物繊維 g	0.5	0.6		1.5
オリゴ糖 g	0.5	—		—
水分 g	85	51.1	35	84.2
ビタミン A μgRE	56.4	65	50	75
E mg	3.42	0.7	1.05	8.0
D μg	0.47	0.67	8	0.75
K μg	4.1	7.5	2	1.0
B_1 mg	0.28	0.16	0.09	0.6
B_2 mg	0.32	0.193	0.1	0.5
ナイアシン mgNE	2.7	2.7	1.4	1.6
B_6 mg	0.38	0.2	0.13	0.3
葉酸 μg	50	24	16.8	50
B_{12} μg	1.13	0.24	0.2	0.9
ビオチン μg	10	4.5		0.29
パントテン酸 mg	1.88	0.867	0.43	1.0
C mg	25	20	15	40
ミネラル Na mg	130	176.7	50	70
Cl mg	150	93.3	50	60
K mg	130	123	50	80
Mg mg	35	31	18.8	25
Ca mg	70	75	38	80
P mg	75	66.7	50	80
Fe mg	1.2	1.0	0.75	1.0
Mn mg	0.4	0.4	0.15	0.01
Cu mg	0.08	0.1	0.06	0.02
Zn mg	1.5	1.0	0.7	0.8
Se μg	6	3.0	3.5	2.8
浸透圧 mOsm/L	360	402	450	500
1パックの容量	200ml	200ml/1,000ml	200ml	250ml
容器	紙パック	紙パック	紙パック	缶

[ ]は参考値

区分	食品			
	半消化態栄養剤	半消化態栄養剤	半消化態栄養剤	半消化態栄養剤
製品名	グルセルナ-Ex	プルモケア-Ex	レナウェルA	ヘパスⅡ
特徴	糖尿病用，低糖質	高脂肪，低糖質，COPD	腎疾患用	肝疾患用，BCAA含む
製造会社	アボット	アボット	テルモ	森永乳業
販売会社	アボット	アボット	テルモ	クリニコ
主原料	カゼインNa ひまわり油 大豆油 大豆レシチン デキストリン 果糖 大豆多糖類 PH調整剤 香料	ショ糖，植物油，デキストリン，カゼインNa，植物レシチン，塩化Mg，クエン酸K，ジェランガム二コチン酸アミド，MCT，ココナッツ	デキストリン 植物油 難消化性デキストリン カゼインNa トレハロース セルロース カラナギン 乳化剤 PH調整剤 香料	デキストリン,難消化性デキストリン,グラニュー糖,オリゴ糖,植物油,精製魚油,MCT,乾燥酵母,カゼインNa,ロイシン,バリン,イソロイシン,アルギニン,レシチン,食物繊維,ビタミン類,ミネラル類,乳化剤,香料
100 kcalあたりのml	100	66.7	62.5	100
たんぱく質 g	4.2	4.2	0.38	3.3
脂質 g	5.6	6.1	4.50	2.4
炭水化物 g	9.4	7.0	16.2	19.5
糖質 g	8.0	7.0	14.7	16.1
乳糖 g	—	—		
食物繊維 g	1.4	—	1.5	3.3
オリゴ糖 g	—	—		1.4
水分 g	85	52.5	47	66
ビタミン A μgRE	106	106	15	84
ビタミン E mg	2.2	3.8	3	50
ビタミン D μg	0.8	0.7	0.06	0.7
ビタミン K μg	3.0	3.3		20
ビタミン B_1 mg	0.16	0.3	0.25	0.19
ビタミン B_2 mg	0.18	0.3	0.34	0.2
ビタミン ナイアシン mgNE	2.1	3.1	4.0	3.2
ビタミン B_6 mg	0.22	0.28	0.5	0.33
ビタミン 葉酸 μg	40	56	50	33
ビタミン B_{12} μg	0.63	0.84	1.25	[0.33]
ビタミン ビオチン μg	4.4	4.3		
ビタミン パントテン酸 mg	0.8	1.4	1.8	0.7
ビタミン C mg	21	21.3	15	67
ミネラル Na mg	93	87	30	80
ミネラル Cl mg	144	100	7.5	
ミネラル K mg	156	116	10	35
ミネラル Mg mg	27	24	1.5	27
ミネラル Ca mg	70	64	5	50
ミネラル P mg	70	64	10	35
ミネラル Fe mg	1.4	1.4	1.25	[<0.2]
ミネラル Mn mg			0.005	[0]
ミネラル Cu mg	0.140	0.139	0.001	[0]
ミネラル Zn mg	1.2	1.1	0.025	5
ミネラル Se μg	1.6	2.0	—	
浸透圧 mOsm/L	316	384	390	710
1パックの容量	250ml	240ml	125ml	125ml
容器	缶	缶	紙パック	紙パック

経腸栄養剤の成分値

料理さくいん （デ間⇒デザート・間食を示す）

ごはん・パン・めん類（穀類）

■ごはん類
梅おもゆ 主食 ……………… 73
梅三分がゆ 主食 …………… 76, 77
おかかおにぎり 主食 ……… 24
親子ずし 主食 ……………… 128
親子丼 主食 ………………… 45
釜めし 主食 ………………… 46
くりごはん 主食 …………… 110
五分がゆ 主食 ……………… 80, 81
根菜カレー 主食 …………… 44
三分がゆ 主食 ……………… 76, 77
炊き込みごはん 主食 ……… 40
たまご入りチキンライス 主食 … 46
たまごおもゆ 主食 ………… 72
たまごがゆ 主食 …………… 80, 84
手巻きずし 主食 …………… 89
まぐろ丼 主食 ……………… 128
まぐろのづけ鉄火丼 主食 … 93
野菜入り全がゆ 主食 ……… 85
洋風おじや 主食 …………… 44

■パン類
エッグサンド 主食 ………… 32
たまごハムサンド 主食 …… 88
ツナサンド 主食 …………… 128
ピザトースト 主食 ………… 93
パンプディング デ間 ……… 97
フレンチトースト デ間 …… 59

■めん類
あんかけうどん 主食 ……… 44
けんちんうどん 主食 ……… 110
五目そうめん 主食 ………… 93
山菜そば 主食 ……………… 45
たまごとじうどん 主食 …… 47
ちらしそうめん 主食 ……… 47
なすのスパゲッティ 主食 … 45
煮込みうどん 主食 ………… 36
冷やし鉢そうめん 主食 …… 110
焼きうどん 主食 …………… 47
そうめん汁 汁 ……………… 107
にゅうめん汁 汁 …………… 48
鍋焼きうどん デ間 ………… 89
煮込みうどん デ間 ………… 81

■その他
マカロニグラタン 主食 …… 46
ふのみそ汁 汁 ……………… 76
ワンタンスープ 汁 ………… 49

いも類

■さつまいも
薩摩汁 汁 …………………… 94
さつまいもとりんごの重ね煮 デ間 … 88
スイートポテト デ間 ……… 59
ふかしいも デ間 …………… 41

■さといも
さといもと貝柱のくず煮 主菜 … 52
さといもの煮付け 副菜 …… 125
さといものみそ煮 副菜 …… 56

■じゃがいも
カレー風味コロッケ 主菜 … 130
ポトフ 主菜 ………………… 54
焼きツナコロッケ 主菜 …… 53
変わりきんぴら 副菜 ……… 58
じゃがいもの含め煮 副菜 … 55
肉じゃが風煮物 副菜 ……… 88
ポテトサラダ 副菜 ………… 25
マッシュポテトサラダ 副菜 … 81

■やまのいも
かぶとやまいものスープ 汁 … 48
とろろ汁もみのりかけ 汁 … 111
おひょうのすり身とやまいものふわふわ煮 主菜 … 50
白雪蒸し 主菜 ……………… 95
とろろ汁 副菜 ……………… 81
とろろ納豆 副菜 …………… 24

■こんにゃく・はるさめ・その他
はるさめスープ 汁 ………… 49
糸こんにゃくのきんぴらごぼう 副菜 … 40
こんにゃくのきんぴら煮 副菜 … 131
中華サラダ 副菜 …………… 58
はるさめとりんごの酢の物 副菜 … 33
はるさめの華風和え 副菜 … 85
くずもち デ間 ……………… 37
くず湯 デ間 ………………… 73, 76
ゆず香りのくず湯 デ間 …… 72

豆・大豆製品

■だいず
菊花豆腐のみそ汁 汁 ……… 81
菊花汁 汁 …………………… 48
豆腐とじゅんさいのみそ汁 汁 … 129
豆腐とたまねぎのみそ汁 汁 … 24
豆腐の清し汁 汁 …………… 84
豆腐のすり流し 汁 ………… 72
豆腐のみそ汁 汁 …………… 88
ポタージュみそ汁 汁 ……… 73
揚げ出し豆腐 主菜 ………… 112
かきと豆腐のみそ煮 主菜 … 51
高野豆腐の炊き合わせ 主菜 … 52
ざくろ豆腐 主菜 …………… 54
茶巾豆腐 主菜 ……………… 95
豆腐のかにあんかけ 主菜 … 50
豆腐のそぼろ煮 主菜 ……… 77
豆腐の含め煮 主菜 ………… 80
豆腐ハンバーグ 主菜 ……… 50
納豆オクラ 主菜 …………… 124
ミニおでん 主菜 …………… 96
湯豆腐 主菜 ………………… 36
高野豆腐と野菜の煮物 副菜 … 36
五目豆 副菜 ………………… 56
とろろ納豆 副菜 …………… 24

野菜類

■かぶ
かぶとカリフラワーのスープ 汁 … 28
かぶとやまいものスープ 汁 … 48
ささ身とかぶの煮物 主菜 … 81

■かぼちゃ
かぼちゃのポタージュ 汁 … 94
かぼちゃのみそ汁 汁 ……… 80
かぼちゃポタージュ 汁 …… 32
かぼちゃのやわらか煮 副菜 … 77
かぼちゃようかん デ間 …… 59

■キャベツ・きゅうり
ロールキャベツ 主菜 ……… 29
キャベツのごま和え 副菜 … 81
きゅうりとささ身の酢の物 副菜 … 124
きゅうりとしらすのおろし合え 副菜 … 36

■ごぼう・こまつな
糸こんにゃくのきんぴらごぼう 副菜 … 40
こまつなの煮浸し 副菜 …… 106

■だいこん
さわらのおろし煮 主菜 …… 51
まながつおのおろし煮 主菜 … 112
切り干しだいこんとひじきの煮物 副菜 … 55
しらすおろし 副菜 ………… 124

だいこんの梅肉和え 副菜 ……… 57
はんぺんのおろし煮 副菜 ……… 76

■たまねぎ
たまねぎとふのみそ汁 汁 ……… 36
豆腐とたまねぎのみそ汁 汁 ……… 24

■チンンゲンサイ
はるさめスープ 汁 ……… 49
チンゲンサイとこえびのソテー
　副菜 ……… 28

■トマト
トマトスープ 汁 ……… 84
トマトサラダ 副菜 ……… 80
トマトとブロッコリーサラダ 副菜
　……… 88

■なす
なすのスパゲッティー 主食 ……… 45
なすのみそ汁 汁 ……… 106
なすと鶏肉のそぼろ煮 副菜 ……… 113
なすのごまだれかけ 副菜 ……… 89
むきなすのみそ煮 副菜 ……… 57

■はくさい
はくさいスープ 汁 ……… 33
はくさいのお浸し 副菜 ……… 88
はるさめの華風和え 副菜 ……… 85

■ブロッコリー
トマトとブロッコリーサラダ 副菜
　……… 88
ブロッコリーのおかか煮 副菜 … 37

■ほうれんそう
ポパイスープ 汁 ……… 88
洋風ポーチドエッグ 主菜 ……… 106
青菜とかまぼこのしょうゆ和え
　副菜 ……… 113
青菜のお浸し 副菜 ……… 85
ほうれんそうのお浸し 副菜 ……… 24
ほうれんそうのくたくた煮 副菜 76
ほうれんそうの煮浸し 副菜 ……… 80

■もやし
もやしの中華風スープ 汁 ……… 129
もやしとねぎのナムル 副菜 ……… 41
もやしの梅肉和え 副菜 ……… 131

■野菜全般・その他
根菜カレー 主食 ……… 44
山菜そば 主食 ……… 45

野菜入り全がゆ 主食 ……… 85
具がいっぱいみそ汁 汁 ……… 40
沢煮椀風 汁 ……… 94
とろとろ野菜とささ身のスープ 汁
　……… 77
とん汁 汁 ……… 48
にらのみそ汁 汁 ……… 124
ポタージュスープ 汁 ……… 73
ポタージュみそ汁 汁 ……… 73
実だくさんの吉野汁 汁 ……… 129
野菜ミキサースープ 汁 ……… 72
若竹汁 汁 ……… 89
えびと野菜の天ぷら 主菜 ……… 40
八宝菜 主菜 ……… 41
チキンサラダ 主菜 ……… 84
納豆オクラ 主菜 ……… 124
おとしたまごの野菜あんかけ 主菜
　……… 54
ポトフ 主菜 ……… 54
ミニおでん 主菜 ……… 96
いんげんのお浸し 副菜 ……… 125
温野菜サラダ 副菜 ……… 28
カリフラワーのゆずみそ和え 副菜
　……… 58
変わりきんぴら 副菜 ……… 58
高野豆腐と野菜の煮物 副菜 ……… 36
こんにゃくのきんぴら煮 副菜 … 131
たまごサラダ 副菜 ……… 124
チーズと野菜のサラダ 副菜 ……… 113
中華サラダ 副菜 ……… 58
ツナサラダ 副菜 ……… 29
ハム野菜炒め 副菜 ……… 131
ポテトサラダ 副菜 ……… 25
野菜のいり煮 副菜 ……… 84
野菜のキッシュ風 副菜 ……… 57
野菜のたまごとじ 副菜 ……… 56
わけぎの酢みそ和え 副菜 ……… 107
スピナッツジュース デ間 ……… 98

果実類

はるさめとりんごの酢の物 副菜
　……… 33
アップルゼリー デ間 ……… 60
いちごミルク デ間 ……… 132
果物の盛り合わせ デ間 ……… 132
コーンフレークとバナナの牛乳かけ
　デ間 ……… 88
さつまいもとりんごの重ね煮 デ間
　……… 88
ストロベリーブラマンジェ デ間 89
バナナゼリー デ間 ……… 81
バナナのカスタードクリームかけ

　デ間 ……… 114
バナナ蒸しパン デ間 ……… 60
フルーツ白玉 デ間 ……… 59
フルーツヨーグルト デ間 … 32, 84
マンゴージュース デ間 ……… 98
ミックスジュース デ間 ……… 73
ミックスジュース寄せ デ間 ……… 80
ももといちごのゼリー デ間 ……… 29
もものコンポート デ間 ……… 114
ヨーグルトと果物の盛り合わせ
　デ間 ……… 97
りんごとキウイのヨーグルトかけ
　デ間 ……… 114
りんごのコンポートあんずジャムか
　け デ間 ……… 81
りんごのレモン風味コンポート
　デ間 ……… 76
レモン風味のいちごミルク デ間 98

きのこ・海藻類

■きのこ類
具がいっぱいみそ汁 汁 ……… 40
まいたけしゅうまい 主菜 ……… 85

■海藻類
とろろこんぶ汁 汁 ……… 106
わかめスープ 汁 ……… 111
切り干しだいこんとひじきの煮物
　副菜 ……… 55

魚介類

■あじ・いわし
あじの塩焼き 主菜 ……… 88
いわしのつみれ汁 汁 ……… 49

■えび
えびときすの天ぷら 主菜 ……… 124
えびと野菜の天ぷら 主菜 ……… 40
えびのくず煮 副菜 ……… 32
ちんげんさいとこえびのソテー
　副菜 ……… 28

■かき・かに
かきと豆腐のみそ煮 主菜 ……… 51
かきのクリーム煮 主菜 ……… 96
かき鍋風 主菜 ……… 77
豆腐のかにあんかけ 主菜 ……… 50
かにの酢の物 副菜 ……… 77

■かれい
かれいの煮付け 主菜 ……… 37, 80

料理さくいん　139

■さけ
親子ずし 主食 ……… 128
さけのけんちん焼き 主菜 …… 96
さけのバター焼き・ブロッコリー・
　グラッセ添え 主菜 …… 25
さけのホイル焼き 主菜 ……… 84

■さわら・すずき
さわらのうに焼き 主菜 ……… 130
さわらのおろし煮 主菜 ……… 51
すずきのトマトソース 主菜 …… 33
すずきのみそかけ 主菜 ……… 52

■たい・たら
白雪蒸し 主菜 ……… 95
たいのマリネ風 主菜 ……… 51
たらのホイル焼き 主菜 ……… 28

■ひらめ・ぶり
ひらめのすり流し 汁 ……… 73
ぶりの照り焼き 主菜 ……… 106

■まぐろ
まぐろのづけ鉄火丼 主食 …… 93
まぐろ丼 主食 ……… 128

■魚介類全般・その他
手巻きずし 主食 ……… 89
はんぺんの清し汁 汁 ……… 94
おひょうのすり身とやまいものふわ
　ふわ煮 主菜 ……… 50
かじきまぐろのピカタ 主菜 …… 53
さといもと貝柱のくず煮 主菜 … 52
まながつおのおろし煮 主菜 …… 112
きゅうりとしらすのおろし合え
　副菜 ……… 36
しらすおろし 副菜 ……… 124
たこの酢の物 副菜 ……… 40
はんぺんのおろし煮 副菜 …… 76

肉類

■牛肉
カレー風味コロッケ 主菜 …… 130
ロールキャベツ 主菜 ……… 29

■鶏肉
親子丼 主食 ……… 45
たまご入りチキンライス 主食 … 46
沢煮椀風 汁 ……… 94
とろとろ野菜とささ身のスープ 汁
　……… 77
吉野汁 汁 ……… 25

吉野鶏の清し汁 汁 ……… 80
高野豆腐の炊き合わせ 主菜 …… 52
ささ身とかぶの煮物 主菜 …… 81
ささ身のチーズフライ風 主菜 … 53
水餃子 主菜 ……… 95
チキンサラダ 主菜 ……… 84
チキンのトマト煮 主菜 ……… 107
チキンハンバーグ 主菜 ……… 112
豆腐ハンバーグ 主菜 ……… 50
鶏むね肉のカレー風味焼き 主菜
　……… 130
蒸し鶏 主菜 ……… 32
いり鶏 副菜 ……… 24
きゅうりとささ身の酢の物 副菜
　……… 124
そぼろ煮 副菜 ……… 55
豆腐のそぼろ煮 副菜 ……… 77
鶏レバーのしょうが煮 副菜 …… 29
なすと鶏肉のそぼろ煮 副菜 …… 113

■豚肉
とん汁 汁 ……… 48
くわ焼き 主菜 ……… 125
八宝菜 主菜 ……… 41
まいたけしゅうまい 主菜 …… 85
肉じゃが風煮物 副菜 ……… 88

卵類

エッグサンド 主食 ……… 32
親子丼 主食 ……… 45
たまごおもゆ 主食 ……… 72
たまごがゆ 主食 ……… 80, 84
たまごとじうどん 主食 ……… 47
たまごハムサンド 主食 ……… 88
たまご入りチキンライス 主食 … 46
かき玉汁 汁 ……… 37, 111
しめたまごの清し汁 汁 ……… 49
たまごスープ 汁 ……… 85
おとしたまごの野菜あんかけ 主菜
　……… 54
オムレツ 主菜 ……… 28
だし巻きたまご 主菜 ……… 24
茶碗蒸し 主菜 ……… 76
茶碗蒸しくずあんかけ 主菜 …… 72
半熟たまご 主菜 ……… 76
洋風ポーチドエッグ 主菜 …… 106
たまごサラダ 副菜 ……… 124
野菜のキッシュ風 副菜 ……… 57
野菜のたまごとじ 副菜 ……… 56
ココアセーキ デ間 ……… 98
ノンカスタードプリン デ間 … 132
フレンチトースト デ間 ……… 59

ホットプリン デ間 ……… 73

牛乳・乳製品

チーズと野菜のサラダ 副菜 … 113
あんずヨーグルト デ間 ……… 24
いちごミルク デ間 ……… 132
牛乳ゼリー デ間 ……… 107
飲むヨーグルト デ間 ……… 132
フルーツヨーグルト デ間 … 32, 84
ヨーグルトゼリー デ間 ……… 60
ヨーグルトと果物の盛り合わせ
　デ間 ……… 97
レモン風味のいちごミルク デ間 … 98

菓子類・その他

みそ汁の上澄み 汁 ……… 72
甘みそ 副菜 ……… 72, 76, 81
梅びしお 副菜 ……… 81
ゆず甘みそ 副菜 ……… 80
カナッペ デ間 ……… 97
くし団子 デ間 ……… 60
とろとろ杏仁豆腐 デ間 ……… 85
水ようかん デ間 ……… 114
ミニホットケーキ デ間 ……… 84

著者(執筆順)
田中　明　　女子栄養大学教授
川上　祐子　中国学園大学教授
中西　靖子　大妻女子大学教授
石井　國男　ちば県民保健予防財団健康づくり支援部保健指導課参与

編者は巻頭に掲載してあります。

料理制作

松田　康子　　女子栄養大学准教授
駒場千佳子　　女子栄養大学助教
千葉　宏子　　女子栄養大学助教
指田　夏美　　女子栄養大学助手
池　亜沙子　　女子栄養大学助手

料理撮影

川上　隆二

スタイリスト

丸山かつよ

中島寿奈美　（アシスタント）

デザイン・レイアウト・DTP制作
さくら工芸社

栄養食事療法シリーズ 10
消化器・術前術後・呼吸器・内分泌疾患
の栄養食事療法

2009年（平成21年）3月10日　初 版 発 行

編　者　渡　邉　早　苗
　　　　寺　本　房　子　ほか

発行者　筑　紫　恒　男

発行所　株式会社　建帛社
　　　　　　　　 KENPAKUSHA

〒112-0011　東京都文京区千石4丁目2番15号
　　　　　　TEL (03) 3944-2611
　　　　　　FAX (03) 3946-4377
　　　　　　http://www.kenpakusha.co.jp/

ISBN 978-4-7679-6139-2 C3047　　　亜細亜印刷／常川製本
Ⓒ渡邉，寺本ほか，2009.　　　　　　Printed in Japan

本書の複製権・翻訳権・上映権・公衆送信権等は株式会社建帛社が保有します。
JCLS 〈(株)日本著作出版権管理システム委託出版物〉
本書の無断複写は著作権法上での例外を除き禁じられています。複写される
場合は，(株)日本著作出版権管理システム (03-3817-5670) の許諾を得てください。

建帛社　創立50周年記念企画 良書とともに

栄養食事療法シリーズ〔全10巻〕

B5判　オールカラー　136〜152頁　各巻定価2,205円（本体2,100円＋税）

1　エネルギーコントロールの栄養食事療法
糖尿病，肥満症

2　たんぱく質コントロールの栄養食事療法
腎臓疾患，透析，肝臓疾患

3　脂質コントロールの栄養食事療法
脂質異常症（高脂血症），胆嚢疾患，膵臓疾患

4　食塩コントロールの栄養食事療法
高血圧症，心不全，浮腫，腹水

5　ビタミン・ミネラル・水コントロールの栄養食事療法
貧血，骨粗鬆症，下痢・便秘，ビタミン欠乏症（アルコール依存症），感染症・白血病

6　小児・学童期の疾患と栄養食事療法
食物アレルギー，先天性代謝異常，小児糖尿病，小児肥満

7　思春期・妊娠期の疾患と栄養食事療法
食思不振症，つわりと妊娠悪阻，妊娠高血圧症候群，妊娠糖尿病

8　成人期の疾患と栄養食事療法
メタボリックシンドローム，動脈硬化症，高尿酸血症・痛風

9　高齢期の疾患と栄養食事療法
咀嚼・嚥下障害，褥瘡，リウマチ・膠原病

10　消化器・術前術後・呼吸器・内分泌疾患の栄養食事療法
口腔食道疾患・胃腸疾患，術前術後，呼吸器疾患，内分泌疾患

株式会社　**建帛社** KENPAKUSHA

〒112-0011　東京都文京区千石4-2-15
Tel：03-3944-2611／Fax：03-3946-4377／http://www.kenpakusha.co.jp/